人体筋膜疗法

Faszien selbst behandeln

〔德〕克拉斯·施泰希曼———— 著　　方怡青————译

北京科学技术出版社

Faszien selbst behandeln
Endlich schmerzfrei werden by Klaas Stechmann
ISBN 978-3-86867-273-2
Copyright 2015 by KVM – der Medizinverlag
Ein Unternehmen der Quintessenz Verlagsgruppe All Rights reserved
Simplified Chinese translaiton copyright © 2022 by Beijing Science and Technology Publishing Co., Ltd.

著作权合同登记号　图字：01-2017-8983

图书在版编目（CIP）数据

　　人体筋膜疗法 /（德）克拉斯·施泰希曼著；方怡青译 . — 北京 : 北京科学技术出版社 , 2022.8（2024.8 重印）

　　ISBN 978-7-5714-2216-5

　　Ⅰ . ①人… 　Ⅱ . ①克… ②方… 　Ⅲ . ① 筋膜疾病—诊疗 　Ⅳ . ① R686.3

　　中国版本图书馆 CIP 数据核字 (2022) 第 048903 号

策划编辑：许子怡
责任编辑：付改兰
责任校对：贾　荣
责任印制：李　茗
封面设计：源画设计
图文制作：天露霖文化
出 版 人：曾庆宇
出版发行：北京科学技术出版社
社　　　址：北京西直门南大街 16 号
邮政编码：100035
电话传真：0086-10-66135495（总编室）　0086-10-66113227（发行部）
网　　　址：www.bkydw.cn
印　　　刷：北京宝隆世纪印刷有限公司
开　　　本：710 mm × 1000 mm　1/16
字　　　数：210 千字
印　　　张：11.25
版　　　次：2022 年 8 月第 1 版
印　　　次：2024 年 8 月第 4 次印刷
ISBN 978-7-5714-2216-5

定　　　价：89.00 元

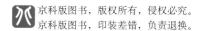

中文版序

　　亲爱的中国读者，很荣幸我的书能在中国出版。十多年前，我曾到中国留学，那时除了学习中文，我还深入了解了武术和中医治疗方法。时至今日，我仍对它们兴趣不减。

　　新的研究证实，遍布全身的筋膜与中医所说的经络具有相同的解剖学基础。在本书中，您应该能看到东方医学与西方医学、传统医学与现代医学的碰撞与融合。

　　筋膜不仅连接着我们的身体，还连接着世界各地对筋膜充满热情的人们。很高兴我的书能出现在世界的另一端，也非常希望这本书能在世界各地的人们之间架起一座桥梁。

　　希望您喜欢这本书。在此向您致以最真挚的问候。

解康识

（作者的中文名）

序

摆脱疼痛的道路漫长而艰辛。如果能帮到您，我将不胜荣幸。

我要感谢那些为了摆脱疼痛来向我寻求帮助的患者，没有他们这本书就无法完成。多年来治疗患者的经验以及与他们的沟通让我相信，一定存在一套行之有效的、能够消除疼痛的方法。

我的日常工作就是与长期受到疼痛困扰的人打交道。成功的经历、失败的教训、新的研究成果和技术不断丰富着我的专业知识和治疗经验。与此同时，我对身体和心理相互作用的看法也在不断改变。

每天我都会问自己：我的治疗是否有效？为什么有效？如何避免失败？传统医学对疼痛的原因和治疗方法的观点逐渐被证明是不充分和有缺陷的。筋膜治疗成为新的研究焦点。筋膜并非最新发现的人体结构，但它对健康的重要性以及与疼痛的紧密关系鲜为人知。医生和研究者应该重新审视和评估筋膜的价值。

在工作中，我深切地体会到筋膜的神奇。我将我的治疗经验总结在这本书中，并怀着无限的关切将它献给您，我亲爱的读者，希望这本书可以帮助您消除疼痛，过上健康幸福的生活。

翻阅这本书时，您会看到重复或类似的病症介绍和练习动作说明。我特意保留这些内容，避免您来回翻找信息。本书还为您提供了视频，让您更直观地学习练习动作。

我要特别感谢以下几位合作伙伴：伯纳德·科尔斯特（Bernard Kolster）、戴维·库恩（David Kühn）、君特·科特纳（Günter Körtner）和佩雷纳特·曼纳（Renate Mannaa）。伯纳德·科尔斯特拥有丰富的治疗经验和专业知识，感谢他为我答疑解惑及提供灵感。戴维·库恩为本书设计了精美的版式，君特·科特纳为本书拍摄了优质的照片，佩雷纳特·曼纳认真并耐心地帮助我校对文本。

此外，我要感谢我的所有患者，他们对治疗的反馈为我完成本书提供了很大的帮助。我还要向所有帮助和激励过我的老师、同事和朋友致以谢意，也要感谢我的家人的支持。最后，由衷地感谢戴维·布罗汉（David Bröhan）博士对本书的审订。

克拉斯·施泰希曼

前言

本书旨在为治疗师和患者提供全面的指导和具体的帮助。

筋膜——人体的一种结缔组织，它遍布全身。近年来，"筋膜"一词以迅猛之势跃入科学家和医生的视野，学术界掀起了一股研究筋膜的热潮。迄今为止，有关"筋膜"的出版物多侧重健身，而本书侧重物理治疗。本书以整体治疗为基础，主要目的在于通过筋膜疗法解决令人困扰的身体部位的疼痛与活动受限的问题。书中的治疗方法均来自我的临床经验。

首先，因筋膜具有连续性，要解决疼痛问题，不仅要治疗疼痛部位，还应治疗会对疼痛部位产生影响的远离疼痛部位的筋膜。其次，脊神经根出现问题可能导致身体其他部位产生疼痛和不适。因此，在治疗身体其他部位的过程中，应同时治疗相应的脊柱节段。最后，还应关注心理状态，尽管它的影响很难被发觉，但我们的大脑可以感知身体的变化，积极的情绪对治疗有积极的影响。

本书介绍的所有治疗方法均由我的患者亲身实践过，被证实是可行且有效的。其中很多并非新的治疗方法，尤其是借助于泡沫轴的滚压练习，被视作常用的身体疼痛治疗方法。除此之外，书中也有很多创新的内容。本书聚焦于当代人们最常出现疼痛和活动受限问题的部位，如腿部、背部和肩部，在此基础上设置了独立的小节，专门探讨常见的、难以被治愈的各类综合征，如颞下颌关节紊乱综合征和一些头部的症状（如头痛、耳鸣）。

帮助患者减轻疼痛、改善体态是本书的主要目标！

本书第一部分"筋膜治疗基础"首先介绍了筋膜疗法的理论依据，然后介绍了一些关于筋膜的新见解并阐述了身体疼痛的根源以及疼痛部位的相关性，最后介绍了筋膜治疗的基本方法。本书第二部分"筋膜治疗实践"着眼于帮助患者治疗身体各个部位（包括下肢、脊柱、上肢、头部和腹部）的疼痛和不适。在这一部分中，每一章除基础练习外，我还介绍了一些针对特定病症的特别练习。我在第二部分的最后介绍了提高运动效能和预防运动损伤的练习，以及帮助患者维持疗效的练习。

本书使用说明

这是一本针对性很强的筋膜治疗实践指南。在实践前，请先通读第一部分"筋膜治疗基础"，尤其是第 3~4 章内容。在第二部分"筋膜治疗实践"中，您能找到针对各个部位由筋膜损伤导致的疼痛和不适的治疗方法。您可以根据自己的实际情况，选择相应章节阅读。请一定按照书中提示的顺序来练习：先进行体测和感测，按照要求完成动作，感受并记住自己的身体状态；然后进行基本练习，为特别练习做准备；接着进行特别练习；最后再次进行体测和感测，充分感受治疗给身体带来的积极变化。

视频使用说明

为了让您更好地掌握练习动作，本书提供了清晰的练习视频。视频仅供参考，可能与书中的描述存在出入。

目　录

第一部分　筋膜治疗基础

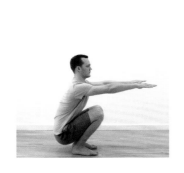
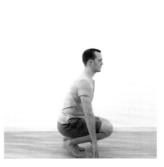
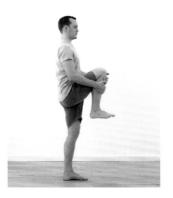

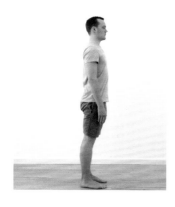
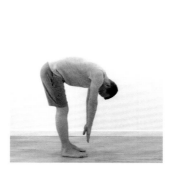
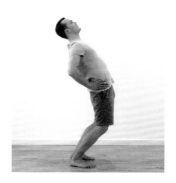

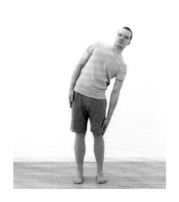
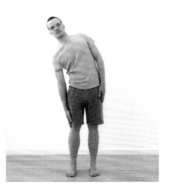
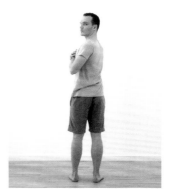

第一部分
筋膜治疗基础

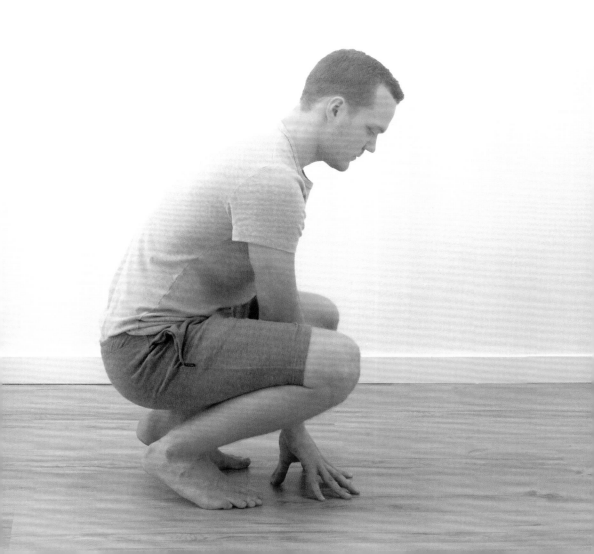

第 1 章　关于筋膜的基础知识

筋膜（拉丁文名称是 *Fascia*，原意为"一捆""一束"），原指肌肉周围的致密结缔组织，即肌肉筋膜（图 1.1）。它像保护套一样包裹着肌肉、肌束，甚至是单条肌纤维。如今，筋膜这个概念的范畴更为广泛，指遍布全身的复杂的结缔组织网络，它们从外到内、从头到脚地贯穿全身。除肌肉筋膜外，筋膜还包括所有肌腱、韧带、关节囊、包裹神经血管束的薄膜、脑膜、浆膜和皮下组织。

人体的筋膜是一个完全集成的系统。筋膜中有游离神经末梢等感受器，它们能够使人体对机械刺激产生反应。筋膜也和人的本体感觉的产生有关。由于具有连续性和其中存在大量感受器，筋膜也被称为人体最大的感觉器官。

1.1 筋膜的特性

韧性和弹性是筋膜的最突出特性。

长期以来，筋膜的特性在学术界并未得

筋膜的特性

韧性：筋膜的长度、直径和形态可改变。
弹性：筋膜能储存和释放能量，保障机体活动有力而流畅。
连续性：身体各部位的筋膜相互连接，形成一个整体（第 3 页）。
收缩性：可独立于肌肉自主收缩。

到足够的重视。除了修复和改造功能、塑形功能外，筋膜在人体的各项生理活动中发挥的重要作用鲜有人知，因此，筋膜也被称为"灰姑娘组织"。事实上，筋膜的特性完全被低估和忽视了。直到近 10 ~ 15 年，由于一些研究者的贡献，关于筋膜的研究才引起了学术界的重视。

对胸腰筋膜的解剖学和生理学的最新研究表明，筋膜极有可能与胸部和腰部疼痛相关。约 80% 的胸部和腰部疼痛原因都不明确。对筋膜的研究真正让疼痛治疗领域的知识丰富起来。关于筋膜的研究成果可用于找到新的治疗方法和对久经考验的治疗方法进行科学论证。

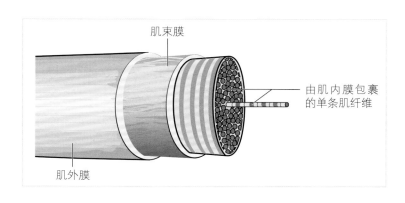

肌束膜

由肌内膜包裹的单条肌纤维

肌外膜

图 1.1 肌外膜、肌束膜和肌内膜统称为肌肉筋膜，它们分别包裹整块肌肉、肌束以及单条肌纤维

感受筋膜的连续性

患者可以进行下面的练习，感受筋膜的连续性。此练习能让患者立刻感受到筋膜疗法的效果。

感受足部筋膜与背部筋膜的联系

› 通过立位体前屈测试身体柔韧性。站在地面上，将双脚微微分开，伸直双腿，向前弯腰，将双手尽量向下伸。当中指尖停止不动时，记下中指尖能达到的最低位置，如地面、膝盖处等（图 1.2）。

› 将一个小球置于足底，向小球持续施加明显的压力，力度以足底感到舒适为原则。让小球缓慢滚动，先横向滚动，再纵向滚动（图 1.3）。

› 换另一只脚，重复上述动作。

› 再次通过立位体前屈测试身体柔韧性，记下这次中指尖能达到的最低位置（图1.4）。

相比第一次测试，在第二次测试中患者中指尖能达到的最低位置是否更靠下？

这一小小的练习体现了筋膜的连续性。本书的所有练习都基于筋膜的这个特性，目的是帮助患者缓解疼痛和解决活动受限的问题。本书中的疗法不仅针对疼痛部位，还针对与疼痛部位有关的其他身体部位。

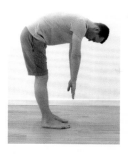

图 1.2　通过立位体前屈测试身体柔韧性

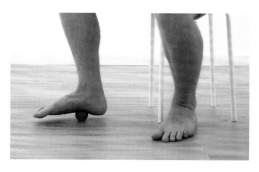

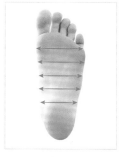 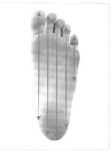

图 1.3　将小球置于足底做滚压练习

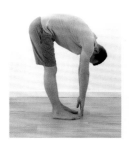

图 1.4　再次通过立位体前屈测试身体柔韧性

1.2 筋膜的组成

筋膜由多种成分组成，这些组成成分具有不同的特性。

成纤维细胞（图 1.5）：筋膜中的主要细胞之一。可以移动，生活在细胞外基质中。可以合成和分泌胶原蛋白、弹性蛋白以及酶。可以转化为功能活动处于相对静止状态的纤维细胞。

肌成纤维细胞：因含有肌动蛋白和肌球蛋白而具有收缩性。也可以移动，在创面愈合过程中起重要作用。

水：在筋膜中以结合水形式存在。

细胞外基质：遍布全身，是人体内细胞的生活环境。由基质和各种纤维组成。能够填充细胞间隙，维持细胞的形态，使细胞具有一定抗拉性，为细胞提供营养和适宜的活动场所，使人体内物质交换成为可能。因主要成分是水，且含有淋巴液、激素、酶、

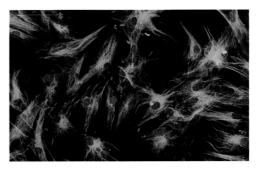

图 1.5　成纤维细胞是筋膜的主要细胞之一

降解产物、抗体等多种物质，也被称为人体的"内海洋"。

胶原蛋白：具有较强抗拉性的结构蛋白，与肌肉的生长有关。能形成胶原纤维（图 1.6）。胶原纤维像电缆束一样存在于筋膜中。

弹性蛋白：比胶原蛋白具有更强的弹性。通常存在于有弹性的器官（如皮肤和内脏）以及血管中。也存在于肌腱中，使肌腱具有一定弹性。

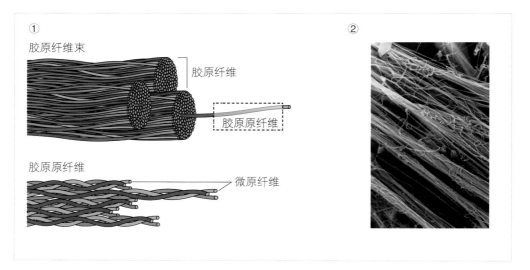

① 胶原纤维束　胶原纤维　胶原原纤维

胶原原纤维　微原纤维

②

图 1.6　胶原纤维为筋膜提供结构基础，通常为束状（①）。在电子显微镜照片（②）中，胶原纤维的束状结构清晰可见

吞噬细胞（图 1.7）：具有吞噬能力的细胞，在机体免疫中起重要作用。

神经细胞：可接受刺激，使筋膜收缩。

游离神经末梢：一种可以感受痛觉，冷、热的刺激和机械刺激的感受器。

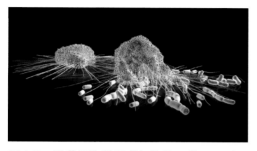

图 1.7　巨噬细胞是吞噬细胞的一种，可以吞噬细菌、病毒、异物和衰老死亡的体细胞等

其他感受器（图 1.8）：皮肤中不同类型的感受器位于不同的皮层，具有不同的功能。例如，位于手指掌面的迈斯纳小体是一种触觉感受器。还有可以感受振动、压力和肌肉张力等的感受器。

1.3 筋膜的不同形式

浅筋膜：紧贴于真皮，包裹整个身体。假如将浅筋膜制成标本，标本可呈现完整的人体形态。

深筋膜：又称"固有筋膜"，位于浅筋

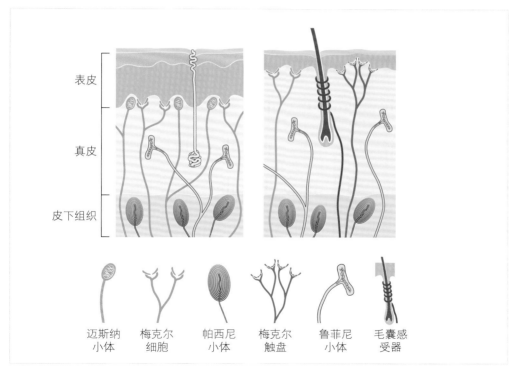

表皮

真皮

皮下组织

迈斯纳小体　梅克尔细胞　帕西尼小体　梅克尔触盘　鲁菲尼小体　毛囊感受器

图 1.8　感受器具有不同的形态和功能。迈斯纳小体、梅克尔细胞、梅克尔触盘和鲁菲尼小体均位于真皮，主要感受压力和肌肉张力，赋予人体敏锐的感觉。帕西尼小体位于皮下组织，可以感受振动

膜的深面，包裹肌肉、神经等。包括肌肉筋膜、韧带、关节囊、脑膜、浆膜等。

肌肉筋膜：包裹肌肉、肌束和单条肌纤维，可以维持肌肉的形状，是产生力量的重要基础。肌腱（图 1.9）位于肌肉末端，是肌肉筋膜较细的部分，将肌肉和骨骼连接起来。

韧带和关节囊（图 1.10）：位于关节处，起稳固和保护关节的作用。此外，还能向身体传达关节的运动信息，对保持动作协调与身体平衡至关重要。关节囊内含滑液，可减少相连骨的摩擦，为关节软骨提供营养。

脑膜（图 1.11）：包裹大脑和脊髓的 3 层被膜。对疼痛尤为敏感，已证实与头痛的产生相关。据猜测，头痛是由脑膜的张

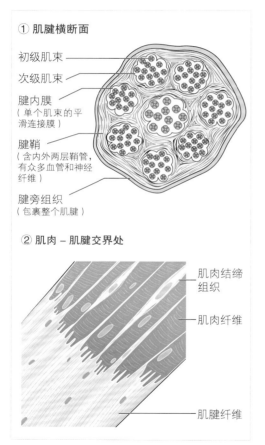

图 1.9　肌腱横断面（①）和肌肉 – 肌腱交界处（②）

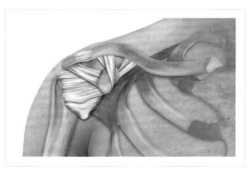

图 1.10　肩带（灰色）的关节囊和韧带。它们对维持肩关节和身体的稳定有重要作用

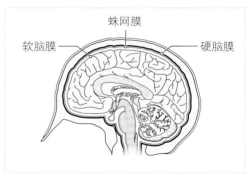

图 1.11　脑膜由致密结缔组织组成，包裹大脑和脊髓。最内层为软脑膜，紧贴大脑表面。中间层为蛛网膜，蛛网膜和软脑膜之间充满脑脊液。最外层是硬脑膜，牢固地附于脑壳和脊柱

拉整体结构 * 将机械力传递到头颅和脊柱所致。

浆膜：包裹人体内脏器官，起支撑和保护内脏的作用（如腹膜和胸膜）。

人体解剖学将人体划分为不同部位，但是我们应始终牢记，"筋膜"是一个整体，它只是在人体的不同部位表现为不同的形态。

1.4 筋膜链

我们的身体是不同部位协调运作的统一的整体。托马斯·梅尔斯（Thomas Myers）于 2010 年提出了逻辑分明的"筋膜经线"概念。这些从足底到头顶、从一侧手臂到另一侧手臂和以螺旋线的形式环绕人体的筋膜经线，也被称为"筋膜链"。

筋膜经线这一概念一经提出，就在医学和运动学领域引起巨大反响。它对理解人体怎样以整体为单位进行运动，以及为什么疼痛部位与诱发疼痛的部位常常相距甚远，具有十分重要的意义。

人体解剖学知识和人体各部位的关联机制是整体治疗的理论基础：通过有针对性地治疗某一部位，可以消除其他相关部位的疼痛。例如，膝盖疼痛可能是由臀部活动受限引起的。只有通过筋膜经线了解了身体各部分之间的联系，才能更好地进行全身练习。

5 条重要的筋膜链

后表线（图 1.12）：位于人体的后表面，从足底经背部、颈部延伸至前额。

前表线（图 1.13）：位于人体的前表面，从脚趾经腹部延伸至头部。

体侧线（图 1.14）：位于身体左右两侧，从脚跟延伸至头部。参与身体的侧弯运动。

螺旋线（图 1.15）：以螺旋线的形式环绕人体。赋予人体多方向运动的能力。

手臂线（图 1.16）：从一只手的指尖经双臂延伸至另一只手的指尖。参与手臂的所有运动。

筋膜链这一革命性概念此前已在许多临床医学实践中得到应用。但要认识筋膜，仅了解这 5 条筋膜链是不够的，因为筋膜从身体的表面一直延伸至内脏甚至细胞。

---

* 建筑领域名词，指在一个结构中既存在拉力又存在压缩力，两者使结构处于稳定状态，且可以承受增加的拉力和压缩力。有研究表明筋膜也是张拉整体结构。——编者注

后表线

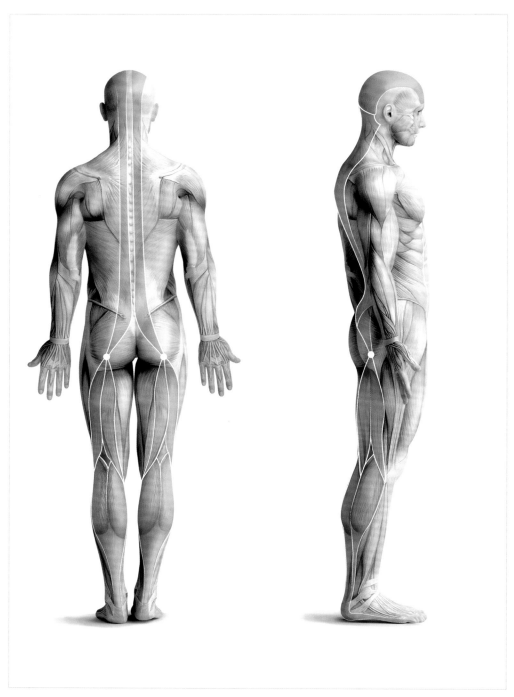

图 1.12 后表线（蓝色）的后视图和侧视图

前表线

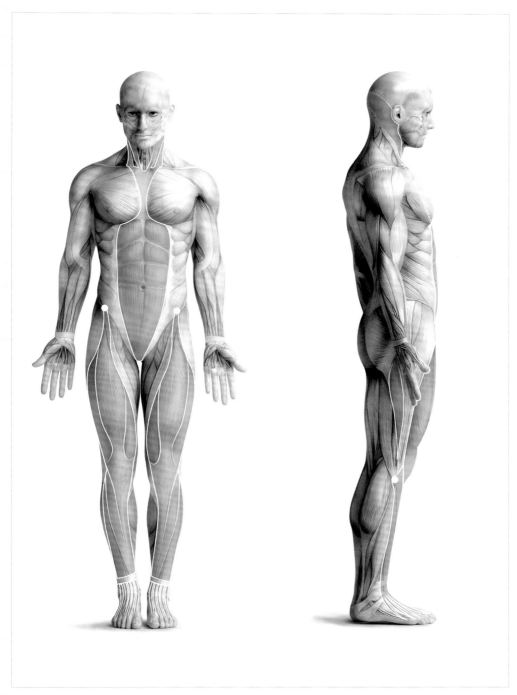

图 1.13 前表线（蓝色）的前视图和侧视图

体侧线

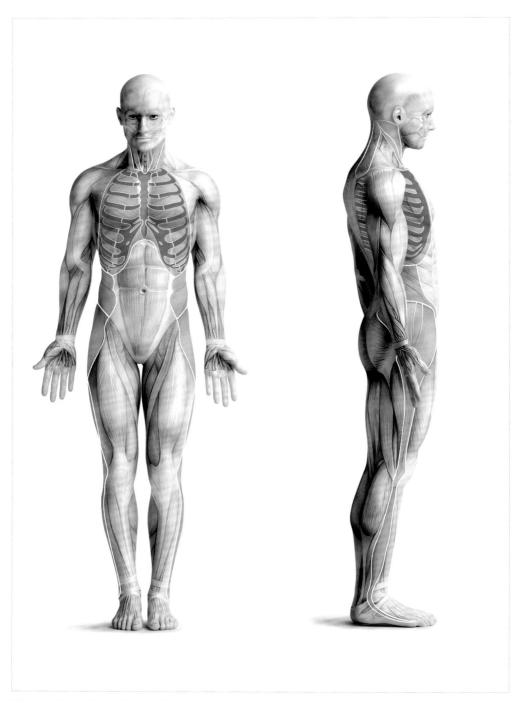

图 1.14　体侧线（蓝色）的前视图和侧视图

螺旋线

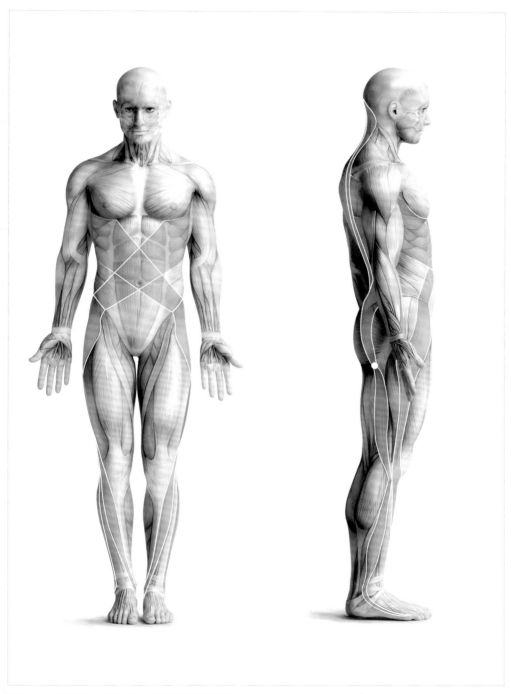

图 1.15　螺旋线（蓝色）的前视图和侧视图

手臂线

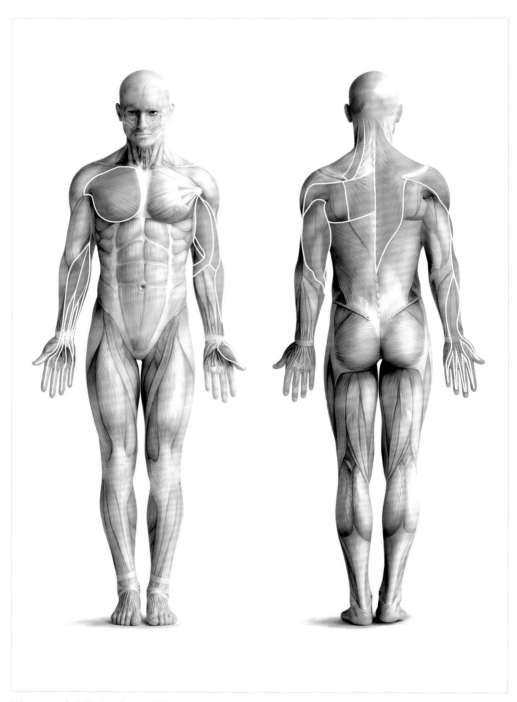

图 1.16　手臂线（蓝色）的前视图和后视图

1.5 柑橘模型

为了理解筋膜的结构，我们可以将人体结构与柑橘的结构进行对比。柑橘有气孔的外果皮就像我们的皮肤一样，具有屏障作用并且能与外界进行信息交流。柑橘厚厚的白皮层相当于人体的皮下脂肪组织。如果将柑橘从正中横切成两半，就可以看到它的各个囊瓣（图 1.17）：多汁的果肉相当于我们体内供血良好的肌肉；白色的囊衣可维持囊瓣的形状，被囊衣包裹的各个囊瓣的轮廓清晰可见。柑橘的囊衣就类似于我们的筋膜。

1.6 筋膜的功能

1.6.1 进行水合作用

筋膜含有约 68% 的水。与血液不同的是，筋膜中的水以结合水的形式存在。结合水指与体内亲水性物质结合的水。形成结合水的过程被称为"水合作用"。结合水赋予筋膜组织极强的韧性和弹性。结合水

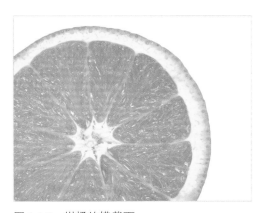

图 1.17 柑橘的横截面

还能确保筋膜在不同器官或组织之间无障碍地滑动。筋膜的功能与筋膜中结合水的含量密切相关。

此外，水合作用是筋膜营养供给和清除分解物的基础，是生命活动正常进行的前提。

最新研究表明，筋膜中液体的流动与细胞表面的纤毛有关。此外，纤毛可以接收细胞外的信息，与患病部位的敏感性，尤其是疼痛有关。

筋膜缺水，宏观上表现为缺水部位的僵硬和疼痛。为了给筋膜补水和缓解疼痛，必须刺激筋膜使其中液体流动——可以像挤压海绵一样"挤压"筋膜，使筋膜吸收水。

1.6.2 自我更新

与其他组织一样，筋膜也会不断进行自我更新。筋膜的自我更新是通过肌成纤维细胞的自我更新以及胶原纤维的分解与合成实现的。每半年约有一半的胶原纤维被更新。筋膜的更新速度与身体的日常负荷有紧密关系，因此，有针对性的持续性练习可以刺激筋膜进行自我更新，从而缓解体态不良、筋膜粘连、疼痛等问题。

筋膜的功能与胶原纤维的排列方式有关：构成肌腱和韧带的胶原纤维紧密地平行排列，它们的走向与运动方向一致，抗拉性非常强；相互交叠形成网状的筋膜在各个方向上都具有韧性，韧性对包裹器官的筋膜来说不可或缺。

1.6.3 自主收缩

筋膜可以自主收缩。例如，胸腰筋膜可像肌肉一样收缩，过程为肌纤维先收缩，随后交感神经分泌神经递质向胸腰筋膜传递信号，胸腰筋膜开始收缩。

筋膜持续收缩会引发身体问题。仍以胸腰筋膜为例：交感神经能让身体处于紧张状态，使人们提前做好战斗或逃生的准备。在人类进化史上，这种对危险的反应对生存至关重要。如今，人们缺少通过战斗或逃跑释放压力或缓解身体紧张状态的机会，体内积累了大量应激激素（如皮质醇），应激激素使筋膜持续收缩。长此以往，免疫系统、内脏和生殖器官均会受到影响，甚至会引发严重的疾病。

另外，对胸腰筋膜的收缩过程与精神压力关系的研究表明，精神压力可能加剧筋膜的收缩。因此，筋膜疗法有助于缓解压力、摆脱负面情绪。后文我将具体解释身体疼痛、筋膜和精神压力之间的关联（第16页）。

1.6.4 产生感觉

由于筋膜中有大量感受器，筋膜也被称为人体最大的感觉器官。它能使我们感受到身体各部位的位置和状态，从而对周边环境做出适当反应。此外，筋膜还参与疼痛的感受过程。

1.6.5 传递力量

位于关节处的肌腱在力量传递的过程中发挥着重要的作用。除此之外，身体其他部位的筋膜也可以将力量传递到肌肉群以及骨膜，使身体处于紧张状态，从而为运动做好准备。

1.6.6 连接身体各个部位

筋膜之所以能将身体各个部位连接起来，是因为筋膜具有连续性。筋膜的连续性指身体各部位的筋膜相互连接，形成一个整体。连续性是筋膜疗法的重要理论依据。肌腱附着于骨骼，连接肌肉和骨骼。胸腰筋膜上连背阔肌和脊柱，下连臀大肌，是人体的枢纽（图1.18）。筋膜的连续性体现在全身各处。可以说，人体被嵌在600多个"口袋"（筋膜鞘）中。

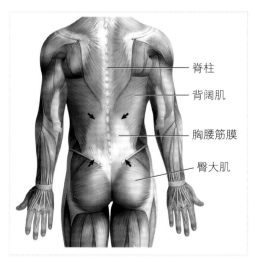

脊柱

背阔肌

胸腰筋膜

臀大肌

图1.18　胸腰筋膜与背部、臀部和手臂的筋膜相连

我的临床经历

我经常遇到这样的情况：患者接受某一部位（如肩部）的筋膜治疗后，感觉整个身体都发生了变化。他们感到身体更灵活，能够更轻松地穿袜子，背痛也有所缓解。这种情况可以用筋膜的连续性来解释：局部的筋膜粘连可能导致其他身体部位出现问题。

1.6.7 储存和释放能量

肌肉力量大并非羚羊和袋鼠具有惊人弹跳能力的真正原因。研究表明，这两种动物的肌腱能存储大量能量，并能在跳跃时将能量释放。人体筋膜具有极强的弹性，它和橡皮筋一样，都是利用自身的弹性储存和释放能量的。筋膜储存和释放能量主要是由其中的胶原蛋白实现的。筋膜释放的能量不仅可用于做幅度大的动作（如跳跃或投掷），也可用于做幅度小的动作（如行走）。

1.6.8 筋膜的其他功能

除了前面提到的功能外，筋膜可以在不同器官或组织间滑动；可以通过传递信息，具有交流功能；可以支撑和包裹来维持肌肉的形状，具有塑形功能；可以通过一些组织和吞噬细胞对体内异物或抗原进行识别和排除，具有免疫功能。

1.7 筋膜产生问题的原因

健康的筋膜呈网状，活动不足或活动过度都会破坏筋膜的网状结构，使筋膜打结或粘连。慢性背痛往往就是筋膜粘连引起的。胸腰筋膜粘连往往导致身体其他部位的筋膜负荷增大，筋膜的功能受损。由于筋膜具有连续性，局部的疼痛会蔓延到其他部位。又因为筋膜会循序渐进地发生变化，所以筋膜问题常常被人们忽视。

筋膜产生问题的原因：

› 身体损伤（如过度拉伸）；
› 炎症；
› 体态不良和缺乏运动（如久坐）；
› 精神压力（如负面情绪）。

1.7.1 身体损伤

任何形式的身体损伤都会对筋膜产生影响。在身体恢复的过程中，结缔组织的韧性和弹性暂时变弱。绝大多数运动损伤（韧带撕裂、肌腱发炎等）均与筋膜受损有关。无论是对普通患者，还是对专业运动员而言，进行针对筋膜的练习都是十分重要的。

1.7.2 炎症

炎症通常是机体针对病原体产生的反应，或是机体针对病原体给机体带来的损害产生的反应。筋膜发炎常常表现为筋膜粘连，筋膜粘连会使我们感到疼痛。

1.7.3 体态不良和缺乏运动

我们的体态与进行的活动（静坐、睡觉、伏案工作、运动、做家务等）有关。为完成这些活动，我们必须费力做一些动作（如举起饮料箱），或摆出不良姿势（如弯腰驼背地坐在电脑前）。我们会在不经意间摆出不良姿势，并且长时间保持这样的姿势。不良姿势将对身体造成损害。

运动能促进水进入筋膜。如果缺乏运动，身体的灵活性将逐渐下降。不良体态和缺乏运动可能引起严重的后果。患者如果长期缠绷带或使用夹板，缺乏运动，筋膜就会缺水，身体灵活性就会明显下降。

由于筋膜具有高度的适应能力，身体的活动受限和疼痛等问题会缓慢地出现。肩部是最容易出现问题的部位。伴随肩部疼痛，患者还会出现肩部活动受限的症状，这种症状被称为"冻结肩"，即肩周炎。

我们的体态也会影响我们的情绪。事实证明，垂头丧气的步态和含胸驼背的坐姿会给人的精神状态带来负面影响，而抬头挺胸的步态和端正的坐姿能使人的精神状态更好。

1.7.4 精神压力

100 多年前，整骨疗法的创始人安德鲁·泰勒·斯提耳（Andrew Taylor Still）将筋膜作为大脑的分支来研究。他认为，当人们治疗筋膜时，大脑也在同时接受治疗。

心理与筋膜之间的关联在很多治疗理念中都有所提及：精神压力牢牢地"嵌"在筋膜中，筋膜是人体疼痛的载体。事实上，筋膜与自主神经系统的关联已经证实精神状态确实和筋膜存在联系。自主神经系统本能地控制所有的生命活动。为了治愈疾病和缓解疼痛，治疗师和患者应重视这一点。患者应该留意治疗前、治疗过程中和治疗后自己的精神状态和身体状态，每次治疗都应该进行感测（第 31 ~ 32 页）。

我的临床经历

许多患者向我讲述筋膜治疗给他们带来的"副作用"：他们在治疗后感到非常兴奋，仿佛"摆脱掉了身上的负担"。筋膜治疗确实对患者的精神状态产生了影响。

1.8 筋膜与疼痛

筋膜可能与疼痛有关。以下是关于疼痛的一些事实：

› 疼痛是机体损伤的表现，是身体的"警报器"；

› 筋膜中有大量疼痛感受器；

› 大脑决定是否将刺激认定为疼痛；

› 慢性疼痛可能已经失去警报功能，因为尽管最初的疼痛诱因早已消失，身体仍会产生持续性疼痛；

› 疼痛（尤其是慢性疼痛）常常伴随精神压力出现。

1.8.1 疼痛与现代生活方式：进化医学

我们的身体几乎与 20 万年前我们祖先的身体一模一样。经过漫长的进化，我们的身体只发生了非常细微的变化，但是我们的生活方式却发生了翻天覆地的变化：我们的祖先每天会步行 25 km，而我们每天大部分时间都久坐不动。我们的身体仍处于"奔跑的猎人"状态，适合跑动、攀登、跳跃、游泳和搏斗，而文明的发展让我们习惯于坐着的状态。

在自然界中，人们能够清楚地观察到动

物是如何充分发挥自身的运动潜力的。猫和狗在不运动的时候，会本能地舒展和拉伸自己的身体（图 1.19），以便进入运动状态。

患者要尽可能地跟随自己的本能去运动和拉伸！

跟随自己的本能去运动有助于多动症儿童消耗过剩的精力。

我们的父母和祖父母每天要步行较远距离上下学或上下班，这些活动有助于身体健康，而我们将越来越多的时间花在了损伤自己身体的姿势和活动上。当我们的身体无法摆脱这些姿势和活动带来的负担时，疼痛就会出现。

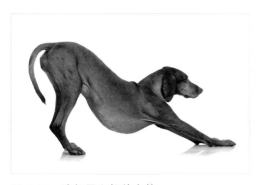

图 1.19　狗舒展和拉伸身体

1.8.2 疼痛与损耗

人体不是"损耗品"，而是"可再生产品"，因为人体每时每刻都在进行自我修复。

然而，随着年龄的增长，我们身体的许多部位会产生损耗。身体的负担随着年龄的增长慢慢累积，身体部位会逐渐损耗。软骨和椎间盘会变薄，皮肤会失去张力，肌肉会萎缩。缓慢渐进的损耗通常不会引起疼痛。

即便是身体尚未发育完全的青少年，他们的椎间盘等也会受损。同样，许多从未感到背痛的人也会有椎间盘、软骨和骨骼的损伤问题。研究表明，颈椎和腰椎间盘损伤几乎不会引起相关部位的疼痛，在 60 岁以上的人群中，甚至有 80% 的腰椎间盘突出症患者没有任何症状。腰椎间盘损伤和退行性变化也会出现在 20 多岁的人群中，且不伴有特殊症状。关节的磨损和关节炎也是如此。可以确定的是，即使某个部位出现疼痛，医生也未必能通过该部位的 X 线片诊断出病因。

如果关节炎、其他炎症和椎间盘突出都不是导致疼痛的原因，那么究竟是什么引起疼痛的呢？

这个问题在大多数病例中都无法解释清楚。许多疼痛都不具有特异性，没有确切原因。然而，对肌肉和筋膜有一定了解的医生、治疗师和研究人员基本都认为，大多数的疼痛都是由肌肉和筋膜损伤引起的。

我的临床经历

我遇到过很多患者，他们接受过各式各样的治疗，疼痛却丝毫没有得到缓解。然而，当他们使用本书的筋膜疗法，并持续地进行适当运动后，不需要再接受特别的治疗，很多患者的疼痛就得到了缓解。

1.8.3 疼痛何时成了慢性症状？

关于疼痛的研究表明，出现持续性疼痛时，中枢神经系统（由脑和脊髓组成）的反应性会增强，即发生中枢敏感化。在敏感化过程中，大脑和脊髓中的神经元发生可塑性变化，导致疼痛传递反应放大，从而产生持续性疼痛传导。尽管疼痛的真正诱因已不复存在，但是疼痛的信号仍然持续传递。中枢敏感化并非产生慢性疼痛的唯一原因。

我的临床经历

我从日常工作中得出的结论是，即使是几十年来一直存在的疼痛，也可以得到缓解和消除。根据我和许多同事的经验，运动是快速缓解和消除疼痛的关键。这可能是因为运动能使筋膜长期保持健康的网状结构，避免发生粘连。如果通过运动和针对筋膜的练习，患者的疼痛仍未消除，那就意味着患者的大脑和脊髓已经发生中枢敏感化。患者一定要及时就医，寻求医生和治疗师的帮助。不过，尽量不要让事态发展到这一步！

"很多人认为疼痛无法根除，只能适应。这真是胡说八道！患者需要更好的治疗方法。我们相信，通过更好的疗法，疼痛也能根除。"

——戴维·巴特勒博士（Dr. David Butler）

第 2 章 筋膜治疗的作用机制

2.1 我们的目标

接下来介绍的练习的主要目的是促进筋膜的重建和自我更新，从而缓解疼痛、改善体态和提高身体的感受能力。在了解了筋膜治疗的基本方法和操作要点（第22 ～ 34 页）后，患者可根据自己的实际情况，选择第二部分的相应内容，按照指导进行练习。建议患者进行一段时间的练习之后，再将本书的理论部分通读一遍，深入了解自身问题和治疗方法，使练习更加精确、高效和全面！

2.2 大脑的重启

中枢神经系统可以接收疼痛信号，因此身体部位受到撞击后会产生疼痛。我们能否感受到疼痛，主要是由大脑决定的。由急性疼痛向慢性疼痛的转变伴随着疼痛部位的周围神经和中枢神经系统的敏感化，造成疼痛持续传导。

新闻总会报道一些令人印象深刻的病例。例如，一位病人遭受了几十年的严重病痛折磨。然而在他经历了一次昏迷后，疼痛突然消失了，而且他醒来后将患病和疼痛的经历全都忘记了。即使病人后来记起所有的事情，疼痛也不会再出现。

虽然这样的"大脑重启"情况极其少见，但它说明，已"刻入"中枢神经系统的持续性疼痛可以被新的刺激信号"覆盖"。

患者要记住：为了使筋膜的变化"刻入"大脑，要始终有意识地进行练习。因此，练习时切莫心不在焉，要静下心来，并要在治疗前后分别进行感测，以更好地感受身体的变化！

2.3 患者就是专家

以下是我在研究筋膜的过程中总结出来的最重要的几点认识。

患者通常才是最准确地知道自己的问题所在的人。就疼痛而言，患者才是专家，

我的临床经历

在给患者治疗的过程中，如果治疗没有达到预期的效果，有时我会不知所措。我学习了许多不同的治疗方法，因此从理论上说，无论出现什么情况，我应该都能找到正确的解决方法。可惜现实并非如此。每当陷入困境，我就会直接问患者我应该怎么做。我会问："您认为，我接下来应该怎么为您治疗呢？""我应该按压哪里呢？"大多数患者起初不知如何回答，有的会说："不知道啊，您才是专家！"然而，在他们认真感受自己的身体后，往往会说："请用力牵拉这根手指！"或"我感觉这条手臂的筋膜有点儿粘连了，得将打结的筋膜解开。"或"这里有什么东西卡住了，妨碍活动，我一直试着用力往下按，但还是不行。"这些表述对我而言就是明确的指示。令我感到庆幸的是，我的患者都是这样的专家。

而不是医生、治疗师、著书人或运动教练。只有患者能准确察觉、感受和指出疼痛部位。患者的自我感受是最重要的诊断手段，它凌驾于医学影像、医生或治疗师的触诊等所有其他诊断手段之上。

如果正在读这本书的您是患者，那么您需要训练自我感受能力，让疼痛与治疗之间建立联系。如果您是治疗师，那么您一定要提醒患者对自己的身体保持关注，时时与患者进行沟通，得到有关患者身体的第一手信息，精准施治或调整治疗方案。

2.4 治疗为何有效？

来我诊所看病的患者几乎都已忍受疼痛多年，且尝试过各式各样的治疗方法。许多患者都曾接受过常规医学治疗，如打针、吃药等。还有一些患者尝试过针灸疗法、心理疗法和顺势疗法。尽管常规医学和替代医学都有较为有效的治疗方法，但几乎没有一种方法是基于对筋膜以及筋膜粘连、打结和持续紧张的认知开发的。如果疼痛由筋膜粘连或筋膜持续紧张引起，那么尽管患者接受了针对疼痛部位的治疗，疼痛可能依然没有缓解。这说明该部位的疼痛是从其他真正受损的部位蔓延过去的，按压或拉伸疼痛部位并无益处。

尽管筋膜遍布全身，甚至可以说，不存在没有筋膜参与的运动，但特定的练习能更有效地增强筋膜的韧性和弹性、促进筋膜在器官和组织间的滑动等，从而高效地、有针对性地缓解疼痛和解决活动受限的问题。缓解疼痛和提高身体的灵活性也能预

防衰老。

近 10 年来，医学研究越来越多地关注筋膜。经过媒体的报道，关于筋膜的研究频繁地进入公众视线，其研究成果衍生出许多新观点和新理念，有助于患者在了解已知的筋膜特性的基础上，有针对性地接受治疗和进行练习。其中一些治疗方法虽不是最新的，但通过新知识得到了完善，能够更有针对性地发挥作用。

2.5 如何强身健体？

影响健康的因素多种多样。除了遗传、运动和饮食等因素外，社会关系和心理状态也至关重要。心理神经免疫学领域的研究者长期以来一直在研究心理与免疫之间的关联。人们常说的"身心合一"有一定科学依据。影响健康的积极因素包括乐观的心态、较高的自我价值感和自我效能感（个体对自己能够在何种程度上完成正在做或想做的事情的预测和信念）以及良好的社会关系。

从进化角度看来，我们的大脑为了防范风险，倾向于关注事物的消极面或对一件事情做出消极的预测。但是在现代社会，我们很少会像我们的祖先那样时时刻刻担心生命受到威胁，因此我们的大脑往往会关注许多消极的小事。我们需要意识到这一点，要在日常生活中避免消极的情绪。

营养供给对治疗炎症、缓解疼痛以及提高运动能力和增强筋膜的活性具有重要作用。

一部分必需脂肪酸可以通过合成抑制

炎症反应的介质，促进炎症的消退。我们的身体无法合成必需脂肪酸，必须通过饮食获得。核桃、亚麻籽、菜籽油等食物中富含必需脂肪酸。例如对身体十分重要的Omega-3脂肪酸主要存在于三文鱼、鲭鱼、沙丁鱼、鲱鱼等冷水性鱼和各种藻类中，牛油果和大豆中的植物固醇有抗炎作用，生姜、藏红花、姜黄根和洋甘菊也含有抑制炎症的物质，绿茶、红色果蔬汁和可可也对抑制炎症有积极的作用。

蔬菜和水果中的类胡萝卜素和类黄酮同样具有抗炎的特性，类胡萝卜素和类黄酮主要存在于大蒜、洋葱、柑橘类水果、莓果（草莓、蓝莓等）、苹果、葡萄、西蓝花、番茄以及其他红色的水果和蔬菜中。

患者如果决定通过饮食来治疗炎症，就一定要注意，从食物中均衡地摄取营养远远优于从保健品中摄取营养。另外，在筋膜中，各种营养通过水来运输，因此患者还要注意补水。

第 3 章 筋膜治疗的基本方法

本章将介绍筋膜治疗的基本方法。在实践部分，我还将介绍一些有针对性的治疗方法。

3.1 为筋膜补水的疗法

筋膜的功能和疼痛的产生在很大程度上与水合作用，即筋膜的含水量有关。在筋膜处于牵拉和紧张的状态下，即筋膜受到"挤压"时，筋膜的含水量减少。压力消失后，筋膜的含水量将回归正常水平，甚至有所增加。为筋膜补水的原理与挤压海绵让它重新吸满水一样。患者可以选择以下多种方法。

3.1.1 滚压练习

患者可借助泡沫轴或筋膜球（图 3.1）滚压身体部位，为特定部位的筋膜补水和促进该部位筋膜的重建和自我更新。建议患者非常缓慢地进行滚压。此练习可消除筋膜粘连，进而改善活动受限的问题和缓解疼

痛。此外，滚压练习还可以缓解肌肉紧张，起到放松肌肉的作用。

关于滚压练习的科学知识

针对腿部的滚压练习可增强大腿肌肉的伸展能力，增大屈髋的角度。我们通过一般的伸展运动拉伸腿部肌肉后有时感觉小腿肌肉和膝关节处的伸肌没有力气，但如果我们通过滚压练习来拉伸肌肉，小腿的肌肉和膝关节处的伸肌不会出现这种现象，而且大腿后侧的肌肉酸痛也会得到缓解。

滚压练习还可以促进被滚压部位的血液循环、增强血管内膜的弹性，这对改善动脉粥样硬化（表现为血管内膜钙化）尤为重要，而且可降低动脉僵硬度。

以仰卧的姿势做滚压练习能明显增强臀部和背部的活动能力。练习时，臀部和背部的肌肉需要发力。

练习时，患者应持续施加适当的压力，力度以感到舒适为宜，至多施加使被滚压部位产生"轻微痛感"的压力。定期进行滚压练习，患者很快就会感受到被滚压部位不再像之前那样疼痛。

为了使被滚压部位的每个位置都受到充分的"挤压"，患者应保持每呼吸一次泡沫轴或筋膜球只移动几厘米的节奏。如遇到痛感非常强烈的部位，患者可将泡沫轴或筋膜球在最大痛点多停留一会儿。每个部位可滚压 1 ~ 3 分钟，最长不能超过 5 分钟。滚压时间过长可能造成肌肉疲劳或滚压后

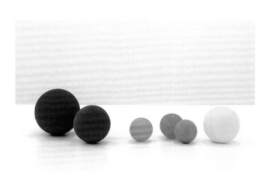

图 3.1　可以用网球或大小不同的筋膜球滚压

疼痛。有些心急的初学者会盲目增加练习时间，认为这样练习效果更好，其实反而会使疼痛加重。患者可根据实际情况提高或降低练习强度（图 3.2 和图 3.3）。

滚压练习要点一览

作用

> 通过"挤压"筋膜为筋膜补水。
> 缓解肌肉紧张和僵硬症状。
> 消除筋膜粘连。

注意事项

> 要以非常缓慢的速度滚压。
> 在疼痛处多停留一会儿。
> 要全神贯注地进行练习，感受粘连的筋膜被松解。
> 每次练习后，按压或拉伸被滚压部位，感受这一部位的变化。

应用的身体部位

> 有肌肉和筋膜分布的所有身体部位。

提高练习强度的方法

> 减小泡沫轴与身体的接触面积，或将泡沫轴改为筋膜球。
> 增加压在泡沫轴上的身体重量。
> 进行预拉伸（增加被滚压部位的拉伸程度，如在滚压手臂时，尽可能地伸直手臂）。

降低练习强度的方法

> 增大泡沫轴与身体的接触面积，或将筋膜球改为泡沫轴。
> 减轻压在泡沫轴上的身体重量。
> 用更软的泡沫轴。

常见错误

> 滚压的速度过快。
> 练习强度过高。
> 练习时注意力不集中。
> 练习时缺乏耐心和不持续练习。

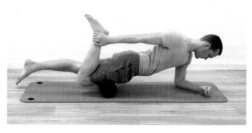

图 3.2　通过减小泡沫轴与身体的接触面积来提高练习强度的方法。俯卧在垫子上，用前臂支撑身体，将两侧大腿压在泡沫轴上。将一侧手臂向后伸直，用手抓住同侧小腿向臀部牵拉，使这一侧的大腿轻微抬起

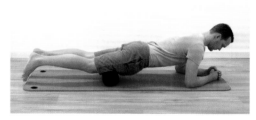

图 3.3　通过增大泡沫轴与身体的接触面积来降低练习强度的方法。用两侧前臂共同支撑身体，两侧大腿均压在泡沫轴上

3.1.2 命中靶心的疗法

美国急诊医生、整骨疗法治疗师史蒂芬·蒂帕尔多斯博士（Dr. Stephen Typaldos）是筋膜异常模型（FDM，Fascial Distortion Model）的提出者。因不满于现有整骨疗法和医学治疗手段的疗效，他尝试寻找新的疼痛治疗方法。通过研

究患者对疼痛的描述，蒂帕尔多斯总结了6种模型，他认为任何身体损伤都可以用这6种模型中的1种或多种描述。每种模型都有特定的临床表现，即"身体语言"，他根据这些"身体语言"调整已有的治疗方法并提出新的治疗方法。

在蒂帕尔多斯的治疗方法中，有一种方法是针对触发点（图3.4）的。他认为，肌肉和筋膜中的触发点（即结节）会挤压其他组织，使身体活动受限并引发疼痛。触发点几乎只出现在腰、背、手臂和腿等部位。

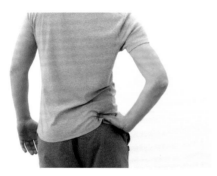

图3.4　触发点：肌肉和筋膜中的某个特别疼的位置

由于这个疗法最重要的是寻找最大痛点（触发点），所以我将其称为"命中靶心的疗法"。该疗法可以应用于腰部、背部和臀部，其衍生的疗法也可应用于颈部。从本质上讲，在小面积上施加较大压力必须借助工具，通常使用圆头的治疗工具（十字按摩器、木棒、触发点按摩杖或其他圆头的长柄，图3.5）。要用治疗工具的圆头持续对部位施加压力，直到身体适应这种疼痛。由于施加的压力较大，开始使用这种疗法时，治疗部位通常会产生明显疼痛，

①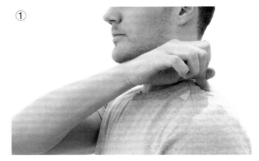

②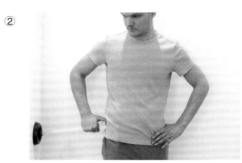

③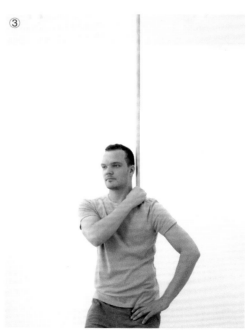

图3.5　命中靶心的疗法可用的治疗工具：十字按摩器（①）、撅子（②）、较长的扫帚把（③）

但只要坚持治疗，疼痛就会有明显缓解。

注意：此治疗方法仅适用于肌肉和筋膜，请勿向骨骼（如脊柱）施加较大压力！

命中靶心的疗法要点一览

作用

> 提高关节的活动能力。
> 缓解腰、背和四肢等的疼痛。

应用的身体部位

> 髋部和臀部。
> 颈肩部。

3.1.3 触发带疗法

有时患者感觉疼痛是沿着某条肌肉产生的，疼痛通常表现为拉扯痛或灼痛，这条疼痛的线路被称为"触发带"（图 3.6）。患者可以用手指按压来寻找疼痛区域中最为敏感、痛感最强的一条线路，用拇指或治疗工具用力、精准地沿这条线路按压。要一直按压，沿触发带从头到尾按压一遍。

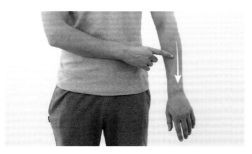

图 3.6　触发带：多个触发点形成的一条线路

触发带疗法仅应用于有拉扯痛或灼痛的部位。此疗法尤其适合用来治疗前臂和小

腿的疼痛（图 3.7 和图 3.8）。治疗时要在较小的面积上施加较大的压力，治疗部位通常会产生剧烈疼痛，这往往会让患者产

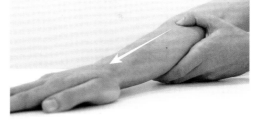

图 3.7　应用于前臂的触发带疗法。从肘部开始沿前臂用力按压触发带，到手腕结束。按照此法按压 2 ~ 3 次

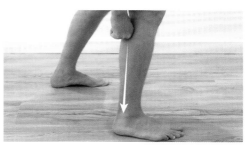

图 3.8　应用于小腿的触发带疗法。从腘窝附近开始沿小腿用力按压触发带，到脚踝结束。按照此法按压 2 ~ 3 次

触发带疗法要点一览

作用

> 消除筋膜粘连。
> 精准地为筋膜补水。
> 缓解疼痛，解决活动受限问题。

适用的症状

> 沿某条肌肉产生的拉扯痛或灼痛。
> 四肢疼痛，特别是前臂和小腿疼痛。

生极大的畏难情绪。但只要坚持下去，效果会证明忍受治疗中的疼痛是值得的。

3.2 减压练习

减压练习可用于放松关节。通常情况下，减压练习应用于脊柱这一关键部位。脊柱是身体的控制中心，它可以影响很多部位，如头、手臂和腿。因此，作用于脊柱的减压练习可对身体远端部位产生积极影响。椎骨之间存在椎间孔，脊神经会从椎间孔通过。如果椎间孔变窄，神经根就可能受到压迫。借助于泡沫轴或双手的减压练习有助于变窄的椎间孔恢复原样。脊柱的负担解除后，之前受到压迫的神经根得到释放。减压练习不仅会对治疗的脊柱节段产生积极影响，而且会对受该脊柱节段的神经支配的部位产生积极影响。例如，针对第一和第二颈椎的颈部减压练习（图 3.9）可缓解头痛、眩晕等。

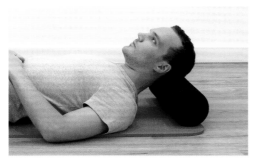

图 3.9 颈部减压练习

减压练习要点一览

作用
> 使变窄的椎间孔恢复原样。
> 缓解神经根压迫。
> 缓解身体远端部位的疼痛。

适用的症状
> 关节疼痛。
> 椎间孔变窄引发的四肢疼痛（如椎管狭窄症）。

3.3 弹性练习

筋膜在运动中所起的作用比人们了解的还要大。如果筋膜的功能受限，那么身体活动也会受到很大限制。筋膜处于良好状态对跑步、跳跃等对筋膜的弹性有要求的运动来说尤为关键。即使是一些简单的动作，如做手工、打字等，也并非只有肌肉参与，筋膜也发挥着重要作用。研究表明，有针对性的练习能够提升筋膜在各种身体活动中的参与程度。此外，以反向动作（为了提高动作的效果做出的与实际动作方向相反的动作）为起始动作的弹性练习是增加筋膜弹性的最佳方法。

弹性练习可使身体双重受益：首先，筋膜润滑度增加，更有韧性和弹性，不易受损；其次，由于筋膜在身体活动中的参与程度提升，肌肉在身体活动中的参与程度降低，肌肉收缩减少，消耗的能量也减少。让筋膜的韧性和弹性更好地发挥作用能有效提高运动效能。

在进行相对复杂的弹性练习前，可以先进行简单的弹性练习，即屈曲身体。进行弹性练习的重要原则之一是做反向动作。举例来说，患者如果要进行向前弯腰的弹性练习，就要先挺直上半身（图 3.10）。注意要在弯腰时呼气。

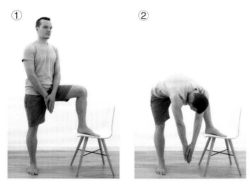

图 3.10　挺直上半身（①）是向前弯腰（②）的反向动作

弹跳练习（图 3.11）可提高腿部筋膜的韧性和弹性，也是一种弹性练习。进行练习时，如感到疼痛，应放慢弹跳速度。研究表明，初学者进行练习时，肌肉的参与程度通常更高，只有经过不断的练习，筋膜的参与程度才能提升，筋膜的韧性和弹性才会有所增强。为了避免脚掌和小腿负担过重，为了使筋膜充分释放储蓄的能量，患者应当持续增加弹跳高度。患者最好在柔软的垫子上跳跃，以较低的练习强度持续练习 1 ~ 2 分钟。

弹性练习可用于治疗许多部位，如足部、腿部、背部、手臂（图 3.12）等。

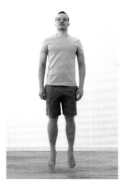
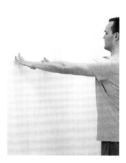

图 3.11　弹跳练习　　图 3.12　手扶墙式弹性练习

弹性练习要点一览

作用

› 增强筋膜的韧性和弹性。
› 使筋膜不易受损。
› 提高运动效能。

适用的症状

› 跟腱和髌腱疼痛。
› 手臂疼痛和背部疼痛。
* 弹性练习可作为体育运动（如标枪、跳高、拳击等）中的专项练习。

3.4 筋膜链拉伸练习

拉伸（伸展）是儿童、成人，甚至是所有动物都经常做的动作。

在拉伸过程中，筋膜会释放抑制疼痛和炎症的信号。敏锐的感觉在筋膜链拉伸练习中至关重要，因为拉伸力度与练习强度紧密相关，患者要循序渐进地进行练习（图 3.13）。练习时，想要拉伸的部位应该得到最大程度的放松，然后逐渐提高练习强度。最后，有把握的话，可以上下或左右摇摆上半身。在我们的身体中，主要负责感受拉伸电信号的力学感受器对变化的电信号最为敏感，因此用多种拉伸方式做这项练习效果更好！

患者要想象自己穿着一件紧身潜水服，必须做各种动作来让潜水服更贴身。患者拉伸平时运动不足或较少受到刺激的部位时，拉伸部位的筋膜粘连会消除，活动受限的问题也会得到缓解。这项练习可以体现筋膜的连续性，比如为了拉伸一侧大腿后侧的筋膜而抬高另一侧的腿时，其他部位的筋膜的拉伸程度会高于拉伸部位的筋膜。若在仰卧状态下抬高一条腿，大腿外侧和小腿外侧的筋膜以及腰背筋膜的拉伸程度要远远大于大腿后侧的筋膜。也就是说，腿部筋膜的拉伸牵涉全身的筋膜（图 3.14）。另外，转体可拉伸螺旋线（图 3.15）。

关于拉伸的科学知识

最近几年，拉伸在体育运动和物理治疗中的作用受到热议。

拉伸的作用包括借助于外力使肌肉和筋膜伸长、为筋膜补水等。

拉伸手臂线

› 将手臂自然垂于体侧，向外屈曲左侧手肘，使之与身体成 90°，向下翻手腕，伸直手指（图 3.13 ①）。此时左侧手臂几乎没有拉伸感，手腕可以轻松自如地活动。

› 向斜下方伸直左侧手臂，向后翻手腕，伸直手指（图 3.13 ②）。相比于前一个动作，此时左侧手臂有轻微拉伸感。

› 向外抬高左侧手臂至与身体成 90°，然后尽可能地向后伸展手臂，向后翻手腕，使手心朝向侧面，伸直手指，使手指指向后方（图 3.13 ③）。此时左侧手臂、手部甚至胸部都有强烈拉伸感。

患者可以通过此练习感受手臂线。

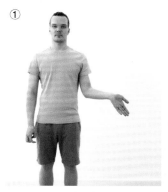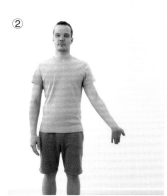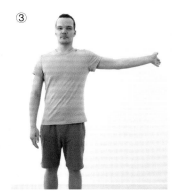

图 3.13　未拉伸手臂线（①）、初步拉伸手臂线（②）和完全拉伸手臂线（③）

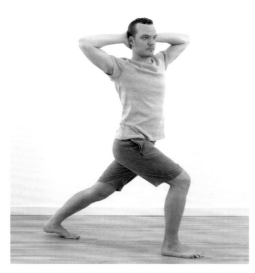

图 3.14　拉伸前表线

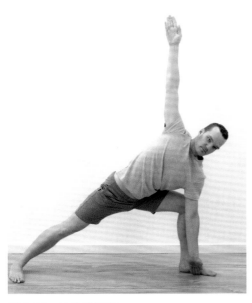

图 3.15　拉伸螺旋线

筋膜链拉伸练习要点一览

作用

› 拉伸全身的筋膜，而非特定部位的筋膜。
› 使拉伸部位的活动更自由灵活，身体各部位的联动更轻松。
› 缓解疼痛和抗炎。

适用症状

› 针对身体活动受限和疼痛。

3.5 感测

3.5.1 意识的产生——感测

"疯狂的极致就是，期待变化却又不做出任何改变。"

——阿尔伯特·爱因斯坦

　　要想摆脱疼痛，患者不仅要活动身体，还必须提高对身体变化的关注度。

　　患者可以从感受自己的身体在治疗前后的变化开始。我在针对每个部位的治疗方法中列出了患者在治疗前后分别需要做的动作（即体测）。此外，患者还可以在治疗前后分别进行一些自己已知的、可能引起疼痛的活动，比如穿外套、将物品从地上捡起、梳头等，感受治疗前后身体的变化。我将在治疗前后感受身体变化的过程称为"感测"（第 31 ～ 32 页）。

　　进行感测时，患者要集中注意力感受疼痛的位置。感测可以帮助患者意识到疼痛，以便治疗师有的放矢地进行治疗。通过治疗前后的对比，治疗师和患者还可以检验治疗效果。感测不仅仅是检验疗效的工具，还有助于患者产生积极情绪，增强治疗的主动性。提高对身体变化的感受能力是改变身体的重要基石。因此，患者一定要高度重视感测，必须在治疗前后分别进行感测，否则会影响治疗效果。

感测的 3 个基本问题：

哪些动作会引起疼痛？

> 患者根据日常活动或后文提到的动作，找出引起疼痛的部位。

> 如果针对疼痛部位的治疗没有效果，那么患者可以通过感测找到真正需要治疗的部位。

> 当疼痛出现时，患者要注意这种疼痛是在何时出现的，如慢跑 10 分钟后、在电脑前工作 3 小时后。

体测与感测

体测用于检查患者能否完成动作，感测指患者感受在治疗前后做动作时身体的变化。没有体测就无法进行感测，而如果患者不进行感测，体测就不起作用。

哪里感到疼痛？

> 为了更有针对性地治疗疼痛，患者最好能准确找出具体的疼痛位置。

> 患者可利用镜子找到疼痛位置。

> 治疗师要相信患者的感觉，因为身体的感觉是不会骗人的。

是怎样的疼痛？

> 患者在做不同的动作时会感受到不同程度的疼痛。

> 是全身疼痛，还是局部疼痛？

感测要点一览

作用

> 提高患者对身体的关注度。

适用范围

> 适用于治疗的开始和结束阶段。

注意：患者尽管可能在进行感测时始终只感受到疼痛，但是绝不能将注意力集中于疼痛本身，如果对疼痛过于关注，就可能赋予疼痛过多意义而延长治愈的时间。

进行感测时，一定不要聚焦于疼痛本身，而应更多地关注身体出现的积极变化！

3.5.2 改变日常活动模式

患者一旦开始练习，就会注意到哪些日常活动会引起甚至加重疼痛。例如，日常工作中的不当动作或不良坐姿会造成肩、颈、下颌等许多部位的疼痛。

患者要留意身体的感觉，在日常生活中改善不当动作或不良姿势。

3.5.3 摄入充足的水分

筋膜需要补充水分，我们必须通过饮水为身体提供足够的水分。在治疗阶段，患者必须每日多次充分饮水。除了从食物中摄取的水分以外，一个成年人还需要摄入 1.5 ～ 2 L 水。但是，我不建议患者从咖啡、可乐、果汁和酒等饮料中摄取水分。

基础的感测

平躺或静坐时的感测

> 平躺在床上或坐在椅子上。

> 身体整体感觉如何？

> 是否感觉某个身体部位尤为不适？

> 能否感知自身的重量？

> 身体重量是否均匀分布？

> 双手拿起本书时是否有不适感？

> 呼吸是否顺畅？

> 吸气时胸腔是扩张的吗？换句话说，腹部是鼓起的吗？

站立时的感测

> 站直，放松身体。

> 深吸一口气，然后慢慢呼出。

> 保持放松的站姿，睁开双眼。

> 身体整体感觉如何？

> 是否感觉某个身体部位尤为不适？

> 从头到脚仔细感受身体。依次感受头部、颈部、肩部、整个脊柱、骨盆、大腿、小腿和双脚。

> 身体重量是否均匀分布于双脚上？

> 膝盖能否完全伸展？

> 双脚是否放松？想象自己站在沙子上会留下怎样的脚印。双脚脚印的大小和深浅是否一致？

治疗时的感测

> 练习时集中注意力感受身体可以使练习更高效。

> 在进行滚压练习时感受哪个身体部位尤其敏感，哪个部位仍需治疗，有助于治疗师设计个性化练习方案，如重点治疗痉挛部位、减少疼痛已经缓解部位的治疗时间等。

治疗前后的体测和感测

（可参考第 3 页 "感受筋膜的连续性"）

> 通过立位体前屈测试身体柔韧性。站在地面上，将双脚微微分开，伸直双腿，向前弯腰，将双手尽量向下伸。当中指尖停止不动时，记下中指尖能达到的最低位置，如地面、膝盖处等（图 3.16 ①），同时感受：哪个部位的拉伸感最明显，哪个部位有疼痛感。记住双腿的感觉（如紧张、无力、冷、热等）。

> 将一个小球置于足底，向小球持续施加明显的压力，力度以足底感到舒适为原则。让小球缓慢滚动，先横向滚动，再纵向滚动（图 3.16 ②）。

> 换另一只脚，重复上述动作。

> 再次通过立位体前屈测试身体柔韧性（图 3.16 ③）。

> 留意治疗前后身体的变化。治疗后，中指尖能达到的最低位置是否更靠下？大腿后侧的拉伸感是否减弱？有拉伸感或感到紧张的部位是否有变化？是否比练习前更容易完成动作？

> 站直，感受身体重量是否均匀分布于双脚上。双脚是否放松？想象自己站在沙子上会留下怎样的脚印。双脚脚印的大小和深浅是否一致？

> 感受双脚。是热还是冷？是紧张还是放松？比滚压之前更疼吗？

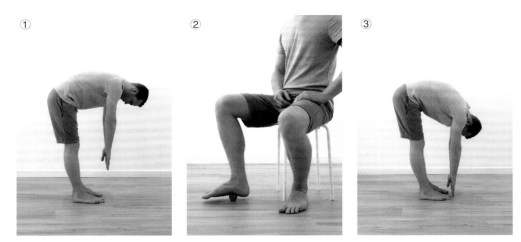

①   ②   ③

图 3.16　通过立位体前屈测试身体柔韧性（①），记下中指尖能达到的最低位置。然后将一个小球置于足底，进行足底滚压练习（②）。再次通过立位体前屈测试身体柔韧性（③）。中指尖能达到的最低位置是否更靠下？

第 4 章 筋膜治疗的操作要点

本书第二部分"筋膜治疗实践"中的练习将按照疼痛部位从脚到头的顺序介绍。然而，由于许多疼痛也会受到离疼痛部位较远的部位的影响，时常会出现通过治疗其他部位来治疗疼痛部位的情况。此外，第二部分的练习分为针对一般症状的基础练习和针对特定症状的特别练习。

4.1 筋膜治疗的目标

通过筋膜治疗可以实现以下目标：

› **短期**：为筋膜补水、缓解肌肉紧张、促进血液循环、促进淋巴循环、缓解疼痛；

› **中期**：拉伸筋膜、消除筋膜粘连、增强筋膜韧性和弹性；

› **长期**：减少运动损伤、缓解压力、改善体态、预防衰老。

4.2 怎样进行筋膜治疗？

以下为筋膜治疗的注意事项：

› 要将注意力集中在疼痛部位上；

› 通过滚压练习来放松肌肉、拉伸筋膜、给筋膜补水、消除筋膜粘连；

› 通过整体治疗来缓解局部的疼痛；

› 治疗需要将整条筋膜链包含在内；

› 治疗与疼痛部位有关的脊柱节段；

› 保持良好的心态；

› 留意身体的积极变化。

为了取得好的疗效，患者需要始终按照以下 4 个步骤（治疗"四部曲"）进行治疗。实际治疗步骤见具体章节。

1. **治疗前的体测和感测**：检查疼痛部位，了解身体的活动能力和疼痛的情况。感受疼痛，感受疼痛部位和身体其他部位的不同。

2. **基础练习**：针对一般症状。

3. **特别练习**：针对特定症状。

4. **治疗后的体测和感测**：比较治疗前后做特定动作的区别。感受治疗之后身体的变化，并记住这些变化。

> 提示
>
> 患者务必在每次治疗前后分别进行体测和感测！体测和感测是治疗的重要组成部分，也是治疗产生效果的基础。
>
> 一开始要按照基础练习方案和特别练习方案进行治疗。治疗一段时间后，可以根据身体的变化和疼痛的缓解程度调整方案，增添或去掉一些练习。

4.3 筋膜治疗的频率和时长

迄今为止，还没有任何一项研究指出多久进行一次筋膜治疗最为合适、其中每次治疗应持续多长时间以及应采用何种练习强度。

根据前面介绍的内容我们知道，通过练习持续刺激筋膜有助于筋膜中的肌成纤维细胞自我更新，因此，患者必须在一段较长的时间内持续进行筋膜治疗，即使一段时间后，身体出现明显的积极变化，患者也要坚持治疗。为了使身体变化"刻入"大脑，患者一定要在治疗前后进行体测和感测。

患者要这样进行筋膜治疗：

› 每周至少进行 3 次治疗，每次 15 分钟。为增强疗效，可以根据身体变化调整治疗方案，适当增加每周的治疗次数。

› 感到"筋膜酸痛"说明练习强度过高，下一次要降低练习强度。

› 随着经验的增加和耐力的提升，可提高练习强度。

› 如果在滚压练习中敏感的部位减少，说明治疗初见效果。

› 在早晨进行拉伸练习的效果最好。

› 也可以将特别练习方案与自己喜欢的体育运动结合起来。

› 一定不要忘记在治疗的前后分别进行体测和感测！

4.4 禁忌证

筋膜治疗的禁忌证包括骨质疏松、血栓导致的疾病、凝血功能障碍、待治疗部位受伤或有开放性损伤。有上述疾病或情况的患者不宜进行筋膜治疗。

患者如果曾接受椎间盘手术、人工关节置换术等，正处于骨折的恢复阶段，或有肌肉或关节发炎等情况，进行滚压练习时应格外当心。

如果疼痛严重，患者在治疗开始前一定要向医生咨询。

第二部分
筋膜治疗实践

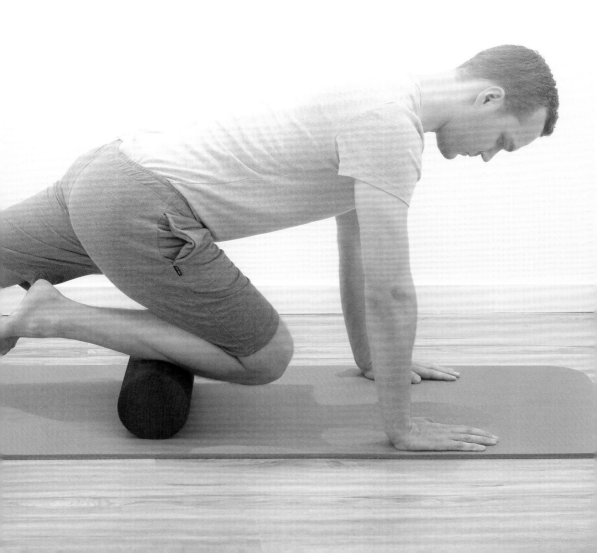

第 5 章　下肢：从足部到髋关节

下肢疼痛和不适对职业运动员和普通人来说都很常见。腹股沟拉伤、韧带撕裂、不宁腿综合征、O 形腿或 X 形腿等会引起下肢疼痛和不适。

对下肢疼痛和不适的治疗以整体治疗为基础：除了疼痛部位外，疼痛部位的周围、与疼痛部位相关的筋膜以及疼痛部位对应的脊柱节段均包含在治疗范围内。

因为腿部重要的神经都从腰椎发出，所以针对腿部疼痛和不适的治疗除了滚压腿部（第 37 页）外，还包括滚压腰椎和拉伸筋膜链。

5.1 足部

双脚支撑着我们的身体，身体的重量几乎整日压在脚上。复杂的结构使我们的脚在稳定地支撑身体的同时具有极强的灵活性。每只脚有 26 块骨骼，由无数根韧带连接。脚是几条重要筋膜链的起止点，脚上还分布着众多感受器，感受器使我们产生踩在地上的感觉，并能感受到地面的软或硬、平坦或凹凸等。脚上任何部位的损伤都可能对全身产生影响。

此外，脚掌还有反射区，可能对其他身体部位或器官产生影响。当颈部疼痛时，我们可以将双脚纳入治疗范围。脚底反射区的存在为通过治疗足部来治疗其他身体部位和器官的病变提供了可能。根据中医理论，身体所有部位在足底都有对应位置。有些患者在接受足部治疗之后，明显感到消化功能有所改善，呼吸更顺畅了，头痛也有所缓解。因此，我们应当特别谨慎地对待双脚。

在这里，我要特别讲解一下赤脚行走。我们在真正学会行走之前就已经开始穿鞋了。实际上，赤脚能让我们走得更快更稳，让我们更健康。

在赤脚行走或慢跑前，患者最好先在日常生活中习惯脱鞋（脱袜）。阻碍人们赤脚

我的临床经历

跟骨下骨刺是临床中的常见病症，也就是常说的跟骨骨质增生。症状严重的患者通常每走一步，脚跟都有明显的疼痛感。

一位在我这里治疗背痛的患者告诉我，他在两年前得了严重的跟骨骨质增生。他当时注射了可的松，并打算接受手术。在手术前，他去埃及度假。在两周的假期中，他几乎一直赤脚在沙滩上行走。返回德国后，他发觉脚跟疼痛完全消失了，之后几年疼痛再没有出现过。

完全无意识的足部肌肉训练产生了显著的效果。这位患者在短时间内摆脱了脚跟疼痛，并且疼痛没有再出现过。

腿部滚压练习概述

> 将治疗部位压在泡沫轴上，每呼吸一次泡沫轴只滚动几厘米。

> 滚压练习可应用于大腿和小腿的前侧、后侧、内侧和外侧（图 5.1 ~ 5.4）。

> 可通过改变压在泡沫轴上的身体重量等调整练习强度。当用双臂或双脚支撑身体时，压在泡沫轴上的身体重量减轻，泡沫轴对身体部位的压力也减轻，练习强度降低。

> 每个部位滚压 1 ~ 3 分钟，最多滚压 5 分钟。

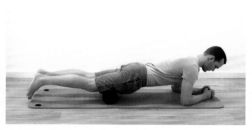

图 5.1　大腿前侧滚压练习。俯卧在垫子上，用前臂支撑身体，将手肘置于腋窝正下方。将泡沫轴置于大腿下方，手臂发力前后移动身体，缓慢滚压大腿前侧。可通过双脚着地或悬空以改变压在泡沫轴上的身体重量来调整练习强度

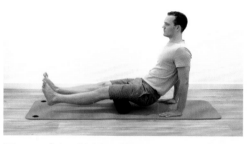

图 5.2　大腿后侧滚压练习。坐在垫子上，伸直双腿，将双手放在身体后方撑地。将泡沫轴置于大腿下方，手臂发力前后移动身体，缓慢滚压大腿后侧。腿伸得越直，练习强度越高。还可通过伸直手臂或轻微屈曲手臂以改变压在泡沫轴上的身体重量来调整练习强度

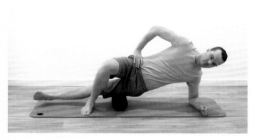

图 5.3　大腿外侧滚压练习。面向左，侧躺在垫子上，将泡沫轴置于左侧大腿外侧的下方。用同侧手臂支撑身体，将手置于腋窝正下方。手臂发力前后移动身体，缓慢滚压左侧大腿外侧。之后换另一侧重复动作。可通过用单臂或双臂支撑身体，或使下面那条腿的小腿着地或悬空以改变压在泡沫轴上的身体重量来调整练习强度

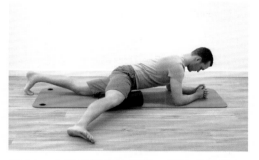

图 5.4　大腿内侧滚压练习。俯卧在垫子上，用前臂支撑身体，将手肘置于腋窝正下方。向外伸右腿，将泡沫轴置于这条大腿内侧的下方。手臂发力左右移动身体，缓慢滚压右侧大腿内侧。之后换另一侧重复动作。可通过伸直被滚压的腿或屈膝来调整练习强度

的原因与其说是赤脚或只穿袜子的不适感，倒不如说是在意周围的人对赤脚的看法。实际治疗需要按照"四部曲"的顺序进行。

足部治疗"四部曲"

1. 治疗前的体测和感测
2. 基础练习
3. 特别练习
4. 治疗后的体测和感测

5.1.1 足部治疗实践

步骤 1：治疗前的体测和感测

患者进行体测，完成图 5.5 ~ 5.12 所示的动作。做动作时要留心听脚落地的声音。

患者在进行体测的同时进行感测，留意身体的感受。

进行体测时需要完成的动作

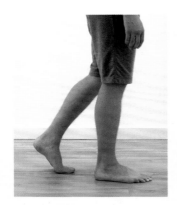

图 5.5　正常行走

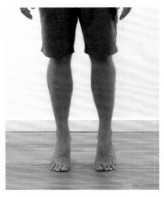

图 5.6　脚尖着地站立和行走

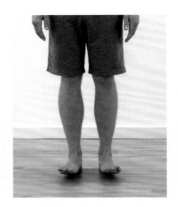

图 5.7　脚跟着地站立和行走

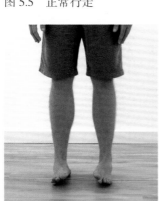

图 5.8　足外侧缘着地站立和行走

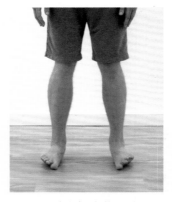

图 5.9　足内侧缘着地站立和行走

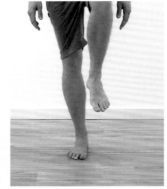

图 5.10　单脚站立

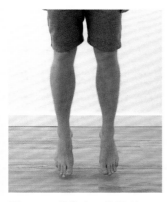

图 5.11　单脚和双脚跳跃

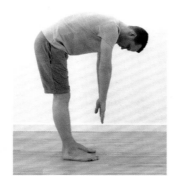

图 5.12　双腿伸直做立位体前屈

进行体测时的感测

　> 哪些动作会引起疼痛？疼痛是在做所有动作时都出现，还是只在做特定动作时出现？

　> 哪里感到疼痛？指出疼痛的位置。

　> 做动作时，双脚是否协调一致？双脚的感觉是否一样？

　> 脚落地的声音是怎样的？一侧脚落地的声音是否大于另一侧脚？可以捂住双耳，利用骨传导听到的声音更清晰。

　> 记住治疗前体测的感受，以便与治疗后体测的感受进行对比。

站立时的感测

　> 直立，放松身体，不要闭眼，深吸一口气，然后慢慢呼出。

　> 身体整体感觉如何？

　> 放松站立时全身是否感觉舒适？是否感觉某个身体部位尤为不适？

　> 从头到脚仔细感受身体。

　> 身体重量是否均匀分布于双脚上？

　> 双腿能否伸直？

　> 双脚是否放松？想象自己站在沙子上会留下怎样的脚印。双脚脚印的大小和深浅是否一致？

步骤 2：基础练习

　我几乎给每一位足部疼痛或有足部畸形问题的患者都安排了相同的基础练习（图 5.13 ~ 5.17）作为"家庭作业"。令人吃惊的是，这种针对一般性足部疼痛的基础练习对缓解各种问题导致的足部疼痛都有帮助。

步骤 3：特别练习

　见第 42 ~ 47 页。

步骤 4：治疗后的体测和感测

　患者重新完成图 5.5 ~ 5.12 所示的动作，进行体测和感测。

　患者集中注意力比较治疗前后进行体测时身体的变化。

基础练习

进行杂技熊练习时，患者需要踩在泡沫轴上。泡沫轴具有一定的稳定性，能承受较大的压力。此练习可作为一般性下肢疼痛治疗的准备活动，需练习 2 ~ 3 分钟。

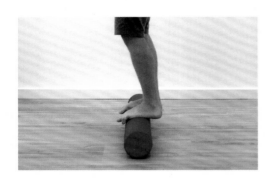

图 5.13　杂技熊练习。双脚踩在泡沫轴上，如果有需要，可用手扶墙支撑身体。像马戏团里表演杂技的熊一样，缓慢地滚动脚下的泡沫轴，身体随之缓慢前后移动

为进行有针对性的治疗，患者可使用一个筋膜球（或高尔夫球、弹力球）进行足底滚压练习。刺激足底可促使所有足关节恢复活动能力，放松足部肌肉，拉伸足部筋膜。此外，足部还是多条筋膜链的起止点，因此针对足部的练习尤为重要。滚压的速度不宜过快。经过一段时间的练习后，患者能感觉到被滚压的区域慢慢变得柔软，不再僵硬。

如果想通过滚压足底治疗其他部位的疼痛（如背部疼痛），那么患者要滚压两侧的足底。如果仅需要治疗足部疼痛，那么只滚压疼痛一侧的足底即可。

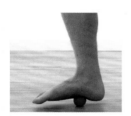 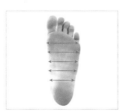

图 5.14　足底横向滚压练习。将一个筋膜球置于足底靠近脚跟的位置，向筋膜球持续施加明显的压力，力度以足底感到舒适为宜。缓慢地横向滚动筋膜球，足底所有位置都要滚压到。滚压大约 10 个来回即可。之后换另一侧重复动作

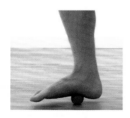 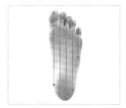

图 5.15　足底纵向滚压练习。将一个筋膜球置于足底靠近脚跟的位置，向筋膜球持续施加明显的压力，力度以足底感到舒适为宜。缓慢地纵向滚动筋膜球，足底所有位置都要滚压到。滚压大约 10 个来回即可。之后换另一侧重复动作

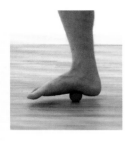
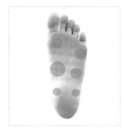

图 5.16　足底点状滚压练习。将一个筋膜球置于足底除脚跟外的任一位置，向筋膜球稍稍施加压力，维持一段时间。再将筋膜球放在另一个位置，向筋膜球稍稍施加压力，维持一段时间。之后换另一侧重复动作。练习一段时间后，患者能感觉到被滚压的位置变得放松和柔软

跖骨间肌肉的损伤通常是脚趾疼痛的主要原因，刮跖骨间的肌肉可有效缓解脚趾疼痛。要非常缓慢地进行此练习。

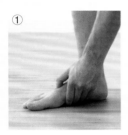
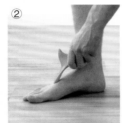

图 5.17　刮跖骨间肌肉的练习。用拇指（①）或治疗工具（②）刮跖骨间的肌肉。非常缓慢地施加明显的压力，力度以足部感到舒适为宜。之后换另一侧重复动作。也可用一个筋膜球在跖骨间缓慢滚动

进行体测时的感测

› 做动作时，疼痛是否有变化？

› 哪些动作还会引起疼痛？疼痛是在做所有动作时都出现，还是只在做特定动作时出现？

› 哪里还会感到疼痛？指出疼痛的位置。

› 做动作时，双脚是否协调一致？双脚的感觉是否一样？

› 脚落地时的声音是怎样的？

› 留意身体出现的积极变化，将其"存储"在大脑中。

站立时的感测

› 直立，放松身体，不要闭眼，深吸一口气，然后慢慢呼出。

› 身体整体感觉如何？

› 放松站立时全身是否感觉舒适？是否感觉某个身体部位尤为不适？

› 从头到脚仔细感受身体。

› 身体重量在双脚上的分布是否更均匀？

› 双腿能否伸直？

› 双脚更放松还是更紧张？想象自己站在沙子上会留下怎样的脚印。双脚脚印的大小和深浅是否一致？与治疗前相比，是否有变化？

治疗后可能出现的积极变化

› 双脚更舒适，腿部和腰部的感觉也更好。

› 能更轻松地完成体测的动作，疼痛有所缓解。

› 双脚受力更均匀，动作更协调一致。

5.1.2 针对足部的特别练习

下面将介绍一系列针对常见足部病症的特别练习。这里我们将特别关注筋膜的连续性。

在进行特别练习之前，患者也要进行体测、感测和基础练习！完成特别练习后，患者要再一次进行体测和感测。这便是我所说的治疗"四部曲"。

特别练习是治疗"四部曲"的一部分。进行筋膜治疗时，一定要按照顺序进行。治疗一段时间后，可根据治疗效果去掉某些练习，重点进行某几项练习。

足纵弓塌陷会导致足部肌肉和筋膜过度紧张，因此许多患者感到足内侧缘疼痛（图 5.18）。此外，足纵弓塌陷常常导致 X 形腿（图 5.19），因此患者还应进行针对大腿内侧（内收肌）的滚压练习。

在进行针对足纵弓塌陷的特别练习前，患者需依次完成治疗前的体测和感测（第 38 ～ 39 页）以及基础练习（第 40 ～ 41 页）。特别练习包括足外侧缘滚压练习（图 5.20）、大腿内侧滚压练习（图 5.21）。

最后，患者一定要进行治疗后的体测和感测（第 38、39、41 页）。

为减轻足纵弓塌陷的症状、缓解足部肌肉和筋膜的紧张，使身体重量更均匀地分布在双脚上，患者可进行针对足外侧缘的滚压练习。

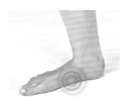 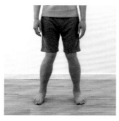 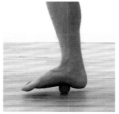 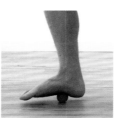

图 5.18 足纵弓塌陷导致疼痛的典型位置

图 5.19 足纵弓塌陷造成的 X 形腿

图 5.20 足外侧缘滚压练习。将一个筋膜球置于足底，纵向滚压足外侧缘，至少滚压 10 个来回。之后换另一侧重复动作。施加的压力要均匀，力度以足底感到舒适为宜

通过滚压练习拉伸大腿内侧肌肉和筋膜，患者的身体重量能更均匀地分布在双脚上。滚压练习有两种形式，患者可根据实际情况选择适合自己的练习。

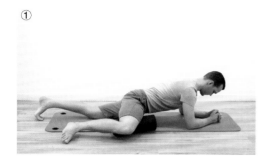

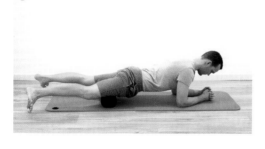

图 5.21　大腿内侧滚压练习。俯卧在垫子上，用前臂支撑身体，将手肘置于腋窝正下方。向外伸右腿，将泡沫轴置于这条大腿内侧的下方。手臂发力左右移动身体，缓慢滚压右侧大腿内侧。之后换另一侧，重复动作。可通过伸直被滚压的腿或屈膝（①）来调整练习强度。还可以通过增加压在泡沫轴上的身体重量（②）来增加练习强度。具体做法是：俯卧在垫子上，使双腿外旋，将两侧大腿的内收肌都压在泡沫轴上，使双脚悬空。手臂发力前后移动身体

特别练习
⇢ 高弓足

与扁平足的特征相反，高弓足的特征是足纵弓增高。高弓足会引起足外侧缘疼痛或经常崴脚。由于筋膜具有连续性，高弓足常常与 O 形腿同时出现（图 5.22）。

在进行针对高弓足的特别练习前，患者需依次完成治疗前的体测和感测（第 38 ~ 39 页）以及基础练习（第 40 ~ 41 页）。特别练习包括足内侧缘滚压练习（图 5.23）、腓肠肌滚压练习（图 5.24）、大腿外侧滚压练习（图 5.25）。

最后，患者一定要进行治疗后的体测和感测（第 38、39、41 页）。

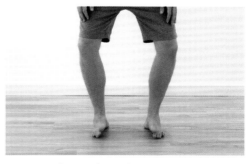

图 5.22　高弓足和 O 形腿

为缓解高弓足，患者应重点进行针对足内侧缘的滚压练习。

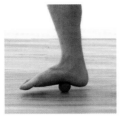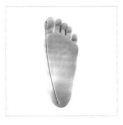

图 5.23　足内侧缘滚压练习。将一个筋膜球置于足底，纵向滚压足内侧缘，至少滚压 10 个来回。之后换另一侧重复动作

针对腓肠肌和大腿外侧的滚压练习可用于治疗与高弓足同时出现的 O 形腿。

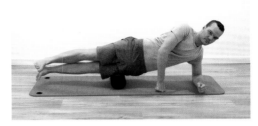

图 5.25　大腿外侧滚压练习。面向左，侧躺在垫子上，将泡沫轴置于左侧大腿外侧的下方。用同侧手臂支撑身体，将手肘置于腋窝正下方。伸直双腿，使双腿悬空。手臂发力前后移动身体，缓慢滚压左侧大腿外侧。之后换另一侧重复动作。可根据实际情况调整练习强度

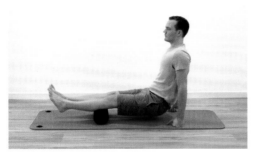

图 5.24　腓肠肌滚压练习。坐在垫子上，伸直双腿，将双手放在身体后方撑地。将泡沫轴置于小腿下方。手臂发力前后移动身体，缓慢滚压两侧的腓肠肌。可通过先后或同时滚压两侧腓肠肌，或使臀部着地或悬空来调整练习强度

特别练习
⇢ 跖筋膜炎和跟骨下骨刺

跖筋膜炎和跟骨下骨刺常常同时出现。足底滚压练习尤其适合治疗这两种病症。患者一开始练习时可避开疼痛部位。因为如果脚跟触地产生疼痛（图 5.26），那么患者站立和行走的姿势通常会发生改变，身体重量会转移至前脚掌。为减轻前脚掌的负担，以及避免前脚掌受力形成习惯，进行针对非疼痛部位的滚压练习非常重要。

在进行针对跖筋膜炎和跟骨下骨刺的特别练习前，患者需依次完成治疗前的体测和感测（第 38 ~ 39 页）以及基础练习（第 40 ~ 41 页）。特别练习包括足底中部和前部滚压练习（图 5.27）、腓肠肌滚压练习（图 5.28）、弹跳练习（图 5.29）、后表线拉伸练习（图 5.30）。

最后，患者一定要进行治疗后的体测和感测（第 38、39、41 页）。

足部的筋膜与包裹腓肠肌的筋膜紧密相连，因此针对跖筋膜炎和跟骨下骨刺的特别练习应包括腓肠肌滚压练习。

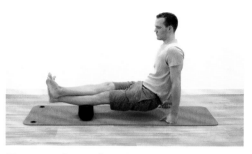

图 5.28　腓肠肌滚压练习。坐在垫子上，伸直双腿，将双手放在身体后方撑地。将泡沫轴置于左侧小腿下方，并将右侧小腿搭在左侧小腿上。手臂发力前后移动身体，缓慢滚压左侧的腓肠肌。之后换另一侧重复动作。可根据实际情况调整练习强度

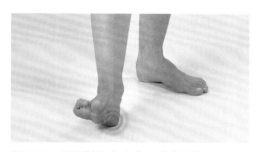

图 5.26　脚跟触地产生疼痛的典型位置

下面的练习与基础练习中的足底滚压练习类似，因为常见的会引发脚跟疼痛的非疼痛部位是足底中部和前部，所以患者在练习时要关注这两个部位。

弹跳练习可提高腿部筋膜的韧性和弹性（储存和释放能量的能力）。练习时患者要原地跳，注意要小声地、轻巧地落地，落地后立即再次起跳。

刚开始练习时，患者要非常轻柔地起跳，因为很快会感受到腿部筋膜酸痛。此

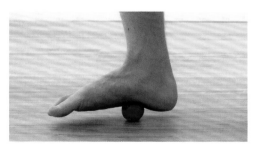

图 5.27　足底中部和前部滚压练习。将一个筋膜球置于足底靠近脚跟的位置，向筋膜球施加压力，力度要比在基础练习中的小一些。可横向、纵向或点状滚压足底中部和前部。之后换另一侧重复动作

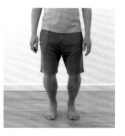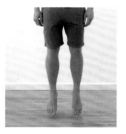

图 5.29　弹跳练习。原地双脚跳起，不要跳得太高，使脚掌稍稍离地即可。患者如果有一定运动基础，可从每组练习跳 60 次开始，逐渐增加次数至每组练习跳 100 ~ 200 次。在每组练习后，患者需要走动以放松双腿

外，患者可以扶墙以支撑身体。如果疼痛变得明显，一定要多休息一段时间再进行下一组练习。最重要的是要保持轻松的心态，若明显感到疲劳，应立即停止练习。

患者可对弹跳练习稍加改动：仅脚掌着地跳跃、开合跳、单脚跳跃、跳跃的同时扭转上半身、使用跳绳等。

患者在进行后表线拉伸练习时，不仅脚跟有拉伸感，大腿后侧、背部等也有拉伸感。

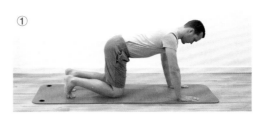

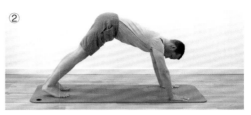

图 5.30　后表线拉伸练习。跪在垫子上，伸直手臂，用双手撑地，使脚趾着地（①），此为起始姿势。缓缓提起臀部，伸展腰背，伸直双腿，使脚掌逐渐贴近地面（②）。脚掌应尽量贴近地面，并寻找一个让脚掌有最强烈的拉伸感的位置，保持拉伸状态约 1 分钟。可根据实际情况调整练习强度

我的临床经历

我有一位患跟骨下骨刺的病人，每当他休息较长时间后，脚跟再次触地就会产生强烈的疼痛感，比如每天早上起床时他的脚跟都会非常疼。这里介绍的拉伸练习对缓解他的症状非常有效，甚至他半夜醒来、离开床榻时，也会自主进行练习。

特别练习
⇢ 踇外翻

踇外翻指踇趾向足外侧缘方向倾斜，导致第一跖趾关节明显突出（图 5.31），其他脚趾因此受到挤压。踇外翻常伴随扁平足或扇形足出现。鞋子过紧或经常穿高跟鞋会导致或加重踇外翻。踇外翻导致的疼痛主要出现在跖趾关节，受挤压的地方可能产生胼胝（由于摩擦而引起的局部表皮角质增生）和创伤。趾屈肌和趾伸肌出现问题也会加重疼痛症状。

在进行针对踇外翻的特别练习前，患者需依次完成治疗前的体测和感测（第 38 ~ 39 页）以及基础练习（第 40 ~ 41 页）。特别练习包括足底滚压练习（图 5.32）、刮跖骨间肌肉的练习（图 5.33）、腓肠肌滚压练习（图 5.34）、胫骨前肌滚压练习（图 5.35）。

最后，患者一定要进行治疗后的体测和感测（第 38、39、41 页）。

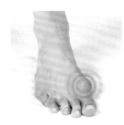

图 5.31　踇外翻导致的疼痛的典型位置

患者还要进行针对腓肠肌和胫骨前肌的滚压练习。

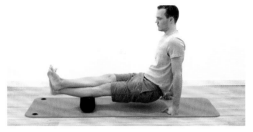

图 5.34　腓肠肌滚压练习。坐在垫子上，伸直双腿，将双手放在身体后方撑地。将泡沫轴置于左侧小腿下方，并将右侧小腿搭在左侧小腿上。手臂发力前后移动身体，缓慢滚压左侧的腓肠肌。之后换另一侧重复动作。可根据实际情况调整练习强度

在足底滚压练习中，患者要重点滚压足外侧缘。

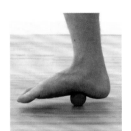 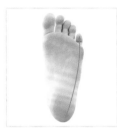

图 5.32　足底滚压练习。将一个筋膜球置于足底进行滚压。之后换另一侧重复动作

第一跖骨和第二跖骨之间是趾伸肌所在的区域。刮跖骨间肌肉的练习有助于放松趾伸肌，使足部恢复灵活性。

①

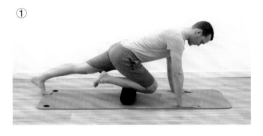

②

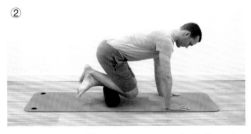

图 5.35　胫骨前肌滚压练习。跪在垫子上，用双手撑地，伸直左腿，使左脚着地，屈曲右腿，将泡沫轴置于右侧小腿下方，缓慢滚压右侧的胫骨前肌（①）。之后换另一侧重复动作。也可以屈曲双腿，将两侧小腿都压在泡沫轴上，同时滚压两侧的胫骨前肌（②）

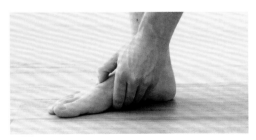

图 5.33　刮跖骨间肌肉的练习，用拇指或治疗工具刮跖骨间的肌肉。之后换另一侧重复动作。也可用一个筋膜球在跖骨间缓慢滚动

5.2 脚踝

为促进扭伤的脚踝处（图 5.36）的筋膜再生，患者不仅要滚压脚踝的韧带，还要滚压从足底延伸至大腿的筋膜链，这样可促进体内致痛和致炎物质的减少和清除。患者要先滚压距离脚踝较远的部位，扭伤 4 ~ 6 周后才可直接滚压脚踝。实际治疗需要按照"四部曲"的顺序进行。

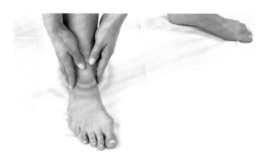

图 5.36　脚踝扭伤导致的疼痛的典型位置

脚踝治疗"四部曲"

1. 治疗前的体测和感测
2. 基础练习
3. 特别练习
4. 治疗后的体测和感测

5.2.1 脚踝治疗实践

步骤 1：治疗前的体测和感测

患者进行体测，完成图 5.37 ~ 5.44 所示的动作。做动作时要留心听脚落地的声音。

患者在进行体测的同时进行感测，留意身体的感受。

› 哪些动作会引起疼痛？疼痛是在做所有动作时都出现，还是只在做特定动作时出现？

进行体测时需要完成的动作

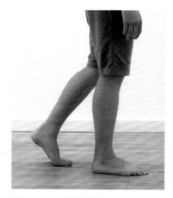

图 5.37　正常行走

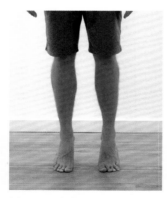

图 5.38　脚尖着地站立和行走

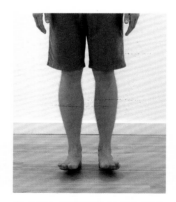

图 5.39　脚跟着地站立和行走

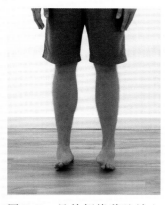

图 5.40　足外侧缘着地站立和行走

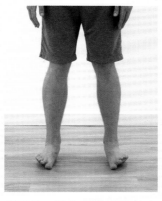

图 5.41　足内侧缘着地站立和行走

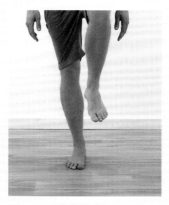

图 5.42　单脚站立

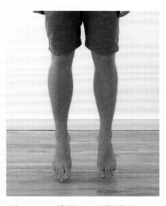

图 5.43　单脚和双脚跳跃

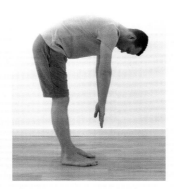

图 5.44　双腿伸直做立位体前屈

> 哪里感到疼痛？指出疼痛的位置。

> 做动作时，双脚是否协调一致？

> 是否经常跛足行走？

> 脚踝是否会发出咔咔声？

> 脚落地的声音是怎样的？可以捂住双耳，利用骨传导听到的声音更清晰。

> 记住治疗前体测的感受，以便与治疗后体测的感受进行对比。

步骤 2：基础练习

基础练习（图 5.45 ～ 5.48）是针对腿部的滚压练习。滚压练习能使扭伤的脚踝尽快消肿。根据恢复的程度，患者也可直接滚压脚踝，但一定要始终小心谨慎地进行练习！

步骤 3：特别练习

见第 51 ～ 52 页。

步骤 4：治疗后的体测和感测

患者重新完成图 5.37 ～ 5.44 所示的动作，进行体测和感测。

基础练习

如外踝疼痛，患者要滚压腿外侧。

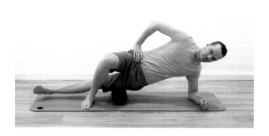

图 5.45　大腿外侧滚压练习。面向左，侧躺在垫子上，将泡沫轴置于左侧大腿外侧的下方。用同侧手臂支撑身体，将手肘置于腋窝正下方。手臂发力前后移动身体，缓慢滚压左侧大腿外侧。之后换另一侧重复动作。可根据实际情况调整练习强度

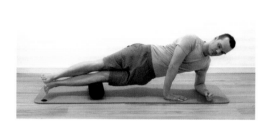

图 5.46　小腿外侧滚压练习。面向左，侧躺在垫子上。用同侧手臂支撑身体，将手肘置于腋窝正下方。将泡沫轴置于左侧小腿外侧的下方，伸直双腿，使双腿悬空。手臂发力前后移动身体，缓慢滚压左侧小腿外侧。之后换另一侧重复动作

如内踝疼痛，患者要滚压腿内侧。

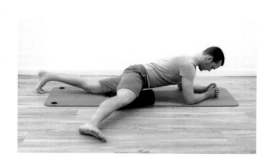

图 5.47　大腿内侧滚压练习 I。俯卧在垫子上，用前臂支撑身体，将手肘置于腋窝正下方。向外伸右腿，将泡沫轴置于这条大腿内侧的下方。手臂发力左右移动身体，缓慢滚压右侧大腿内侧。之后换另一侧重复动作

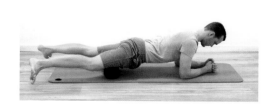

图 5.48　大腿内侧滚压练习 II。俯卧在垫子上，用前臂支撑身体，将手肘置于腋窝正下方。使双腿外旋，将两侧大腿的内收肌都压在泡沫轴上，使双腿悬空。手臂发力前后移动身体，缓慢滚压两侧大腿内侧

患者要根据自身的问题（如脚踝疼痛、无法受力、运动时发出咔咔声等），关注治疗后身体的变化。

› 做动作时，疼痛是否有变化？

› 哪些动作还会引起疼痛？疼痛是在做所有动作时都出现，还是只在做特定动作时出现？

› 哪里还会感到疼痛？指出疼痛的位置。

› 脚踝是否还会发出咔咔声？

› 脚落地的声音是怎样的？可以捂住双耳，利用骨传导听到的声音更清晰。

› 留意身体出现的积极变化，将其"存储"在大脑中。

治疗后可能出现的积极变化

› 脚踝更轻松，肿胀感有所减轻。

› 脚踝更舒适，大腿和小腿的不适感有所减轻。

› 能更轻松地完成体测的动作，疼痛有所缓解。

› 走路更轻松，跛足行走的次数减少。

5.2.2 针对脚踝的特别练习

特别练习
⇢ 脚踝扭伤引起的内／外韧带受伤

在进行针对脚踝扭伤的特别练习前，患者需依次完成治疗前的体测和感测（第48 ~ 49 页）以及基础练习（第 50 页）。特别练习包括弹跳练习（图 5.49）、后表线拉伸练习（图 5.50）。

最后，患者一定要进行治疗后的体测和感测（第 48、49、51 页）。

当扭伤的脚踝可以正常受力后，患者可小心地进行弹跳练习。弹跳练习可提高腿部筋膜的韧性和弹性。患者要原地跳，注意要小声地、轻巧地落地，落地后要立即再次起跳。

刚开始练习时，患者要非常轻柔地起跳，因为很快会感受到腿部筋膜酸痛。此外，患者可以扶墙以支撑身体。如果疼痛变得明显，一定要多休息一段时间再进行下一组练习。最重要的是要保持轻松的心态，

若明显感到疲劳，应立即停止练习。

患者可对弹跳练习稍加改动：仅脚掌着地跳跃、开合跳、单脚跳跃、跳跃的同时扭转上半身、使用跳绳等。

①　　　　②

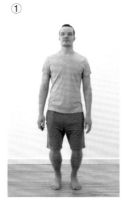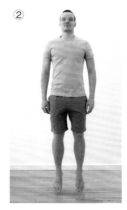

图 5.49　弹跳练习。原地双脚跳起，不要跳得太高，使脚掌稍稍离地即可。患者如果有一定运动基础，可以从每组练习跳 60 次开始，逐渐增加次数至每组练习跳 100 ~ 200 次。在每组练习后，患者需要走动以放松双腿

患者在进行后表线拉伸练习时，不仅脚踝有拉伸感，大腿后侧、背部等部位也有拉伸感。

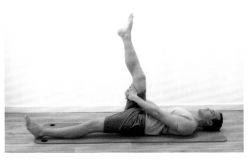

图 5.50　后表线拉伸练习。仰卧在垫子上，伸直双腿，向上抬右腿，用双手抱住右侧大腿。之后换另一侧重复动作。为了拉伸外踝，要将脚背绷直，使踝关节内旋，此时，右侧小腿、脚踝或整个右脚会有明显的拉伸感。可通过前后摆腿来提高练习强度

5.3 小腿：胫骨前肌、腓肠肌和跟腱

小腿疼痛通常由运动过量导致（图 5.51）。

针对小腿前侧和后侧的治疗采用的体测和基础练习基本一致。针对腓肠肌和胫骨前肌的特别练习是不同的。实际治疗需按照"四部曲"的顺序进行。

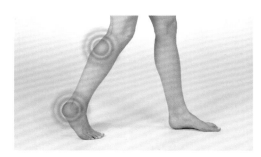

图 5.51　因运动过量导致的疼痛的典型位置

小腿治疗"四部曲"

1. 治疗前的体测和感测
2. 基础练习
3. 特别练习
4. 治疗后的体测和感测

5.3.1 小腿治疗实践

步骤 1：治疗前的体测和感测

患者进行体测，完成图 5.52 ~ 5.59 所示的动作。

患者在进行体测的同时进行感测，留意身体的感受。

进行体测时的感测

› 哪些动作会引起疼痛？疼痛是在做所有动作时都出现，还是只在做特定动作时出现？

› 哪里感到疼痛？指出疼痛的位置。

› 做动作时，双脚是否协调一致？

› 在完成动作多久后肌肉产生痉挛？

› 记住治疗前体测的感受，以便与治疗后体测的感受进行对比。

站立时的放松感测

› 直立，放松身体，不要闭眼，深吸一口气，然后慢慢呼出。

› 身体整体感觉如何？

› 放松站立时全身是否感觉舒适？是否感觉某个身体部位尤其不适？

› 从头到脚仔细感受自己的身体。

› 身体重量是否均匀分布于双脚上？

› 膝盖能否完全伸展？

进行体测时需要完成的动作

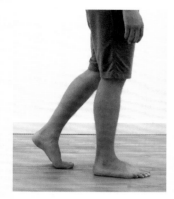

图 5.52 正常行走

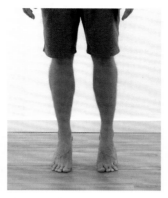

图 5.53 脚尖着地站立和行走

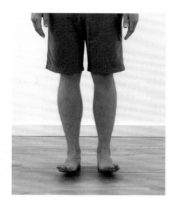

图 5.54 脚后跟着地站立和行走

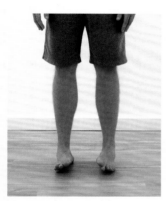

图 5.55 足外侧缘着地站立和行走

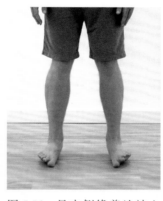

图 5.56 足内侧缘着地站立和行走

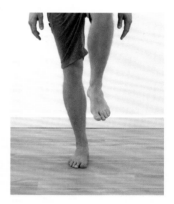

图 5.57 单脚站立

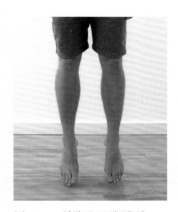

图 5.58 单脚和双脚跳跃

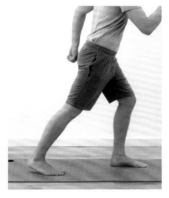

图 5.59 快跑 3 ~ 4 步

> 双脚是否放松？想象自己站在沙子上会留下怎样的脚印。双脚脚印的大小和深浅是否一致？

步骤 2：基础练习

基础练习（图 5.60 ~ 5.62）包括针对胫骨前肌、腓肠肌和足底的滚压练习。练习时施加的压力要均匀，否则可能导致腓肠肌疼痛等问题。

步骤 3：特别练习

见第 56 ~ 59 页。

步骤 4：治疗后的体测和感测

患者重新完成图 5.52 ~ 5.59 所示的动作，进行体测和感测。

患者要集中注意力比较治疗前后进行体测时身体的变化。

进行体测时的感测

> 哪些动作还会引起疼痛？疼痛是在做所有动作时都出现，还是只在做特定动作时出现？

> 哪里还会感到疼痛？指出疼痛的位置。

> 做动作时，双脚是否协调一致？

> 在完成动作多久后肌肉产生痉挛？

> 留意身体出现的积极变化，将其"存储"在大脑中。

站立时的放松感测

> 直立，放松身体，不要闭眼，深吸一口气，然后慢慢呼出。

> 身体整体感觉如何？

> 放松站立时全身是否感觉更为舒适？感觉到不适的身体部位是否有所缓解？

> 从头到脚仔细感受自己的身体。

> 身体重量的分布是否更均匀？

> 膝盖能否完全伸展？

> 双脚更放松还是更紧张？想象自己站在沙子上会留下怎样的脚印。双脚脚印的大小和深浅是否一致？与治疗前相比，是否有变化？

小腿治疗后可能出现的积极变化

> 小腿更轻松，疼痛有所缓解。
> 双脚、小腿和大腿的感觉更舒适。
> 能更轻松地完成体测的动作，疼痛有所缓减。
> 肌肉产生痉挛的次数有所减少。

基础练习

如小腿前侧疼痛，患者需重点滚压胫骨前肌。

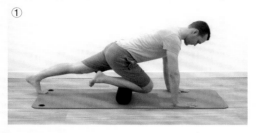 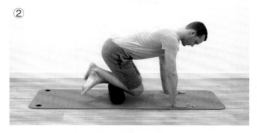

图 5.60　胫骨前肌滚压练习。跪在垫子上，用双手撑地，伸直左腿，使左脚着地，屈曲右腿，将泡沫轴置于右侧小腿下方，缓慢滚压右侧的胫骨前肌（①）。之后换另一侧重复动作。也可以屈曲双腿，将两侧小腿都压在泡沫轴上，同时滚压两侧的胫骨前肌（②）

如小腿后侧疼痛，患者需重点滚压腓肠肌。

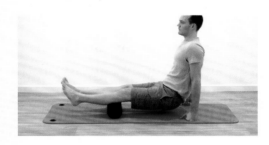

图 5.61　腓肠肌滚压练习。坐在垫子上，伸直双腿，将双手放在身体后方撑地。将泡沫轴置于小腿下方。手臂发力前后移动身体，缓慢滚压两侧的腓肠肌。可根据实际情况调整练习强度

基于筋膜的连续性，小腿前侧或后侧疼痛经常伴随脚跟疼痛出现，因此，患者需要将针对足底的滚压练习纳入治疗。

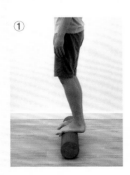 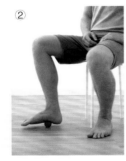

图 5.62　杂技熊练习和足底纵向滚压练习。双脚踩在泡沫轴上。如果有需要，可用手扶墙支撑身体。像马戏团里表演杂技的熊一样，缓慢地滚动脚下的泡沫轴，身体随之缓慢前后移动（①）。也可将一个筋膜球置于足底靠近脚跟的位置，向筋膜球持续施加明显的压力，力度以足底感到舒适为宜。缓慢地纵向滚动筋膜球，足底所有位置都要滚压到。滚压大约 10 个来回（②）

5.3.2 针对小腿的特别练习

特别练习
⇥ 小腿前侧疼痛

小腿前侧疼痛是胫骨内侧应力综合征（又称"夹胫痛"）的症状之一，常见于运动员。小腿肌肉或筋膜反复牵拉导致骨膜炎，从而产生疼痛，筋膜治疗是针对小腿前侧疼痛较为有效的治疗方法。

在进行特别练习前，患者需依次完成治疗前的体测和感测（第52~54页）以及基础练习（第55页）。特别练习包括足内侧缘滚压练习（图5.63）、用触发带疗法刮胫骨前肌的练习（图5.64）。

最后，患者一定要进行治疗后的体测和感测（第53~54页）。

足内侧缘滚压练习可以放松足内侧缘的肌肉和筋膜，使身体重量更均匀地分布在双脚上。

触发带疗法很适合用于治疗小腿前侧疼痛。患者可用拇指关节沿胫骨刮胫骨前肌上的疼痛处。

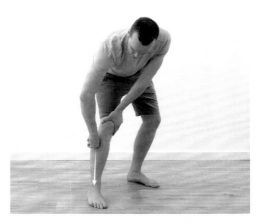

图5.64 用触发带疗法刮胫骨前肌的练习。用拇指关节刮胫骨前肌上的疼痛处。可采用坐姿或站姿，如需要施加较大的压力，则应选择放松的坐姿。要从上到下缓慢而用力地刮，在刮的过程中会感受到打结和粘连的筋膜比周围的筋膜敏感。之后换另一侧重复动作

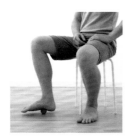 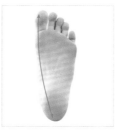

图5.63 足内侧缘滚压练习。将一个筋膜球置于足底，纵向滚压足内侧缘，至少滚压10个来回。之后换另一侧重复动作

跟腱是由腓肠肌和比目鱼肌下端较细的部分联合而成的结构，附着于跟骨。跟腱问题十分常见，尤其容易出现在跑步爱好者身上。

在进行针对跟腱疼痛和腓肠肌痉挛的特别练习前，患者需依次完成治疗前的体测和感测（第 52 ~ 54 页）以及基础练习（第 55 页）。特别练习包括足底滚压练习（图 5.65）、腓肠肌滚压练习（图 5.66）、弹性练习及其变式（图 5.67）、用触发带疗法刮腓肠肌的练习（图 5.68）、弹跳练习（图 5.69 ~ 5.71）、腓肠肌离心练习（图 5.72）。

最后，患者一定要进行治疗后的体测和感测（第 53 ~ 54 页）。

足底滚压练习也适用于解决腓肠肌和跟腱的问题。因为后表线的筋膜并非止于脚跟，而一直延伸到脚底，所以患者需将足部治疗的基础练习（图 5.13 ~ 5.17）纳入治疗。

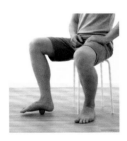

图 5.65 足底滚压练习。将一个筋膜球置于足底进行滚压。之后换另一侧重复动作

腓肠肌滚压练习有助于缓解腓肠肌痉挛，放松肌肉。

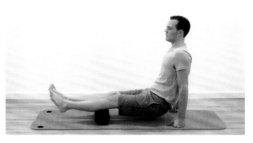

图 5.66 腓肠肌滚压练习。坐在垫子上，伸直双腿，将双手放在身体后方撑地。将泡沫轴置于小腿下方。手臂发力前后移动身体，缓慢滚压两侧的腓肠肌。可根据实际情况调整练习强度

弹性练习可拉伸筋膜链，为筋膜补充水分，使它们恢复正常的活动能力。筋膜层能否自由滑动与身体部位能否自由活动以及做动作时是否产生疼痛密切相关。患者要找出拉伸感最明显的姿势，在拉伸腿部筋膜时可以加入上半身的动作，从而拉伸整条后表线和体侧线，锻炼到尽可能多的身体部位。

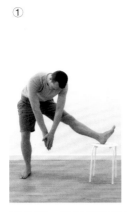

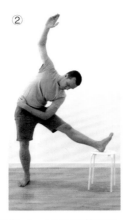

图 5.67　弹性练习及其变式。可使用较矮的凳子或较高的椅子。侧身站在凳子或椅子旁，将左脚放在上面，伸直左腿，右脚站稳。弯腰，交叠双手，随上半身动作向下伸展手臂（①）。之后换另一侧重复动作。可变换双腿、上半身或双臂的姿势（②）。找出拉伸感最明显的姿势

触发带疗法也适用于治疗腓肠肌痉挛。患者可用拇指关节刮腓肠肌。

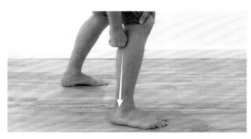

图 5.68　用触发带疗法刮腓肠肌的练习。用拇指关节从腘窝附近向下刮，到脚踝结束。在刮的过程中会感受到打结和粘连的筋膜比周围的筋膜敏感。之后换另一侧重复动作

放松且轻缓地进行弹跳练习。患者可以在柔软的地面（如健身垫、草坪）上练习，并尽可能赤足练习。为减轻双腿负担，患者可以扶墙以支撑身体。

刚开始练习时，患者要非常轻柔地起跳，因为很快会感受到筋膜酸痛。如果疼痛变得明显，患者一定要多休息一段时间再进行下一组练习。最重要的是要保持轻松的心态，若明显感到疲劳，应立即停止练习。

患者可对弹跳练习稍加改动：仅脚掌着地跳跃、开合跳、单脚跳跃、跳跃的同时扭转上半身、使用跳绳等。

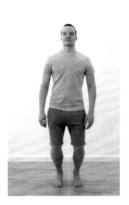
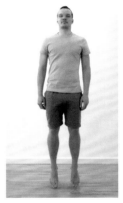

图 5.69　双脚跳跃的弹跳练习

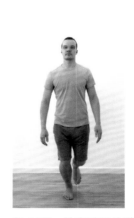
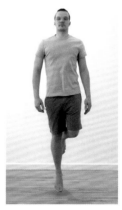

图 5.70　单脚跳跃的弹跳练习

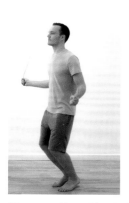
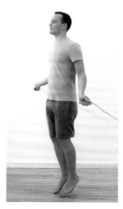

图 5.71　使用跳绳的弹跳练习

在腓肠肌离心练习中，患者需借助于踏板（或台阶、凳子等）。双脚脚跟悬空，脚掌踩在踏板上，如果想进一步拉伸腓肠肌，可以尽可能地减少脚掌与踏板的接触面积。可用手扶墙以支撑身体。

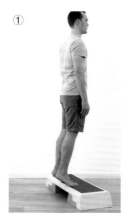
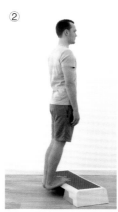

图 5.72　腓肠肌离心练习。双脚脚掌踩在踏板边缘，抬起脚跟（①），此为起始姿势。然后在 3 秒内缓慢下压脚跟，直到腓肠肌有明显拉伸感（②）。缓慢抬起脚跟，恢复起始的姿势。重复下压和抬起脚跟的动作，直到腓肠肌产生轻微酸痛感为止

跑步者如何为筋膜补充水分？

跑步新手在慢跑时应每 10 分钟停下来行走放松 1 分钟，让筋膜补充水分。这一方法被称为"跑 – 走 – 跑"训练法，它由被称为"跑步教父"的杰夫·盖洛威（Jeff Galloway）推广到世界各地。行走有助于改善跑步过程中产生腿部疼痛的情况。如果是有一定经验的跑步者，也可以每隔 20 ~ 30 分钟行走一次。

5.4 膝盖

膝关节将髌骨与股骨、胫骨连接起来，是人体负重最大的关节。膝关节的软骨和韧带最容易受伤（图 5.73）。肌肉和筋膜对关节的保护起着十分重要的作用。医学界至今倾向于认为骨骼和软骨结构损伤是产生疼痛的主要原因。另外，即使是没有膝盖疼痛症状的人，他的膝关节也会有一定程度的磨损，这是正常的现象。

治疗膝盖疼痛的重点在于对膝盖周围的肌肉和筋膜进行滚压。此外，根据具体的疼痛部位，患者可将弹跳练习等纳入治疗方案。基于筋膜的连续性，在治疗中，脊柱也应受到重视。实际治疗需按照"四部曲"的顺序进行。

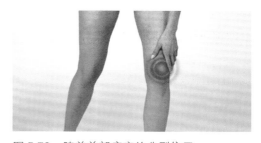

图 5.73　膝盖前部疼痛的典型位置

膝盖治疗"四部曲"

1. 治疗前的体测和感测
2. 基础练习
3. 特别练习
4. 治疗后的体测和感测

5.4.1 膝盖治疗实践

步骤 1：治疗前的体测和感测

患者进行体测，完成图 5.74 ~ 5.77 所示的动作。

进行体测时需要完成的动作

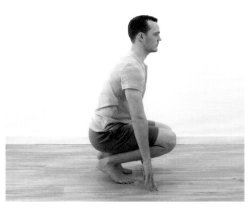

图 5.74　下蹲，使脚跟微微抬起，挺直上半身

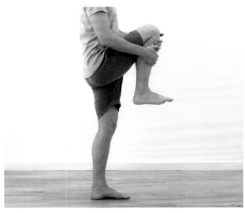

图 5.75　用左脚站立，挺直上半身，屈曲右腿，用双手将右腿向胸部牵拉。之后换另一侧重复动作

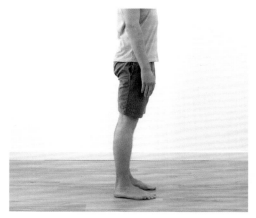

图 5.76　将之前抬起的腿放下，伸直双腿，恢复站立姿势

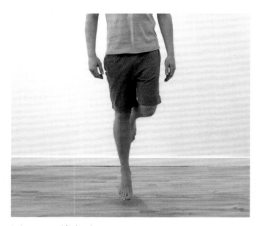

图 5.77　单脚跳

患者在进行体测的同时进行感测，留意身体的感受。

进行体测时的感测

› 哪些动作会引起疼痛？疼痛是在做所有动作时都出现，还是只在做特定动作时出现？

› 双腿屈曲程度是否一样？

› 哪里感到疼痛？指出疼痛的位置。

› 做动作时，双脚是否协调一致？是否经常跛足行走？

› 膝盖是否会发出咔咔声？

› 双腿是否弯曲或歪斜？

› 记住治疗前体测的感受，以便与治疗后体测的感受进行对比。

站立时的感测

› 直立，放松身体，不要闭眼，深吸一口气，然后慢慢呼出。

› 身体整体感觉如何？

› 放松站立时全身是否感觉舒适？是否感觉某个身体部位尤其不适？

› 骨盆是否倾斜？

› 身体重量是否均匀分布于双脚上？

› 双腿能否伸直？为使双腿伸直，是否需要施加较大的压力？

› 站立时双腿是否疼痛？

› 想象自己站在沙子上会留下怎样的脚印。双脚脚印的大小和深浅是否一致？

步骤 2：基础练习

基础练习（图 5.78 ~ 5.86）包括针对膝盖周围的肌肉和筋膜的滚压练习，以及针对腰椎的练习。由于支配大腿的神经发于腰椎，按照整体治疗的思想，患者可通过治疗腰椎来治疗膝盖。

步骤 3：特别练习

见第 65 ~ 71 页。

步骤 4：治疗后的体测和感测

患者重新完成图 5.74 ~ 5.77 所示的动作，进行体测和感测。

进行体测时的感测

› 哪些动作还会引起疼痛？疼痛是在做所有动作时都出现，还是只在做特定动作时出现？

› 双腿屈曲程度是否一样？

› 哪里还会感到疼痛？指出疼痛的位置。

› 做动作时，双脚是否协调一致？行走的姿势是否有变化？

› 膝盖发出的咔咔声是否有变化？

› 双腿是否仍弯曲或歪斜？

› 留意身体出现的积极变化，将其"存储"在大脑中。

站立时的感测

› 直立，放松身体，不要闭眼，深吸一口气，然后慢慢呼出。

› 身体整体感觉如何？

› 放松站立时全身是否感觉舒适？是否仍感觉某个身体部位尤其不适？

› 骨盆是否仍倾斜？

基础练习

分别滚压大腿的前后两侧作为准备活动。

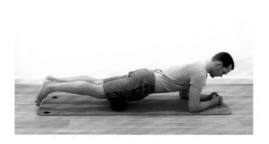

图 5.78　大腿前侧滚压练习。俯卧在垫子上，用前臂支撑身体，将手肘置于腋窝正下方。将泡沫轴置于大腿下方，手臂发力前后移动身体，缓慢滚压大腿前侧。可根据实际情况调整练习强度

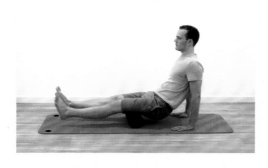

图 5.79　大腿后侧滚压练习。坐在垫子上，伸直双腿，将双手放在身体后方撑地。将泡沫轴置于大腿下方，手臂发力前后移动身体，缓慢滚压大腿后侧。可根据实际情况调整练习强度

由于膝盖疼痛通常发生在特定区域，患者在滚压练习中要根据疼痛部位重点滚压不同区域。针对膝盖前侧的疼痛，患者应重点滚压胫骨前肌。

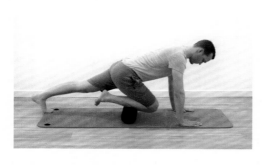

图 5.80　胫骨前肌滚压练习。跪在垫子上，用双手撑地，伸直左腿，使左脚着地，屈曲右腿，将泡沫轴置于右侧小腿下方。缓慢滚压右侧的胫骨前肌。可在较为紧张和敏感的区域多停留一会儿。之后换另一侧重复动作。可根据实际情况调整练习强度

针对膝盖外侧或内侧的疼痛，患者应重点滚压大腿外侧或大腿内侧。

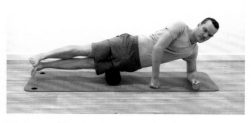

图 5.81　大腿外侧滚压练习。面向左，侧躺在垫子上，将泡沫轴置于左侧大腿外侧的下方。用同侧手臂支撑身体，将手肘置于腋窝正下方。伸直双腿，使双腿悬空。用双臂支撑身体，手臂发力前后移动身体，缓慢滚压左侧大腿外侧。之后换另一侧重复动作。可根据实际情况调整练习强度

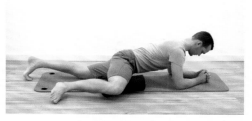

图 5.82　大腿内侧滚压练习。俯卧在垫子上，用前臂支撑身体，将手肘置于腋窝正下方。向外伸右腿，将泡沫轴置于这条大腿内侧的下方。手臂发力左右移动身体，缓慢滚压右侧大腿内侧。之后换另一侧重复动作。可根据实际情况调整练习强度

针对腘窝疼痛，患者应重点滚压腓肠肌和大腿后侧。

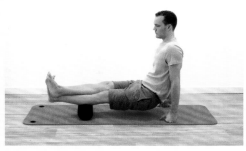

图 5.83　腓肠肌滚压练习。坐在垫子上，伸直双腿，将双手放在身体后方撑地。将泡沫轴置于左侧小腿下方，并将右侧小腿搭在左侧小腿上。手臂发力前后移动身体，缓慢滚压左侧的腓肠肌，之后换另一侧重复动作。可根据实际情况调整练习强度

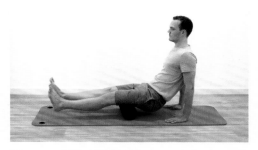

图 5.84　大腿后侧滚压练习。坐在垫子上，伸直双腿，将双手放在身体后方撑地。将泡沫轴置于大腿下方，手臂发力前后移动身体，缓慢滚压大腿后侧。可根据实际情况调整练习强度

腰椎滚压练习既可提高腰椎的活动能力，又可增强腰背筋膜的韧性和弹性。为更好地滚压到腰椎两侧的肌肉群，可分别向两侧轻微扭转上半身，改变腰椎与泡沫轴的接触位置。

①

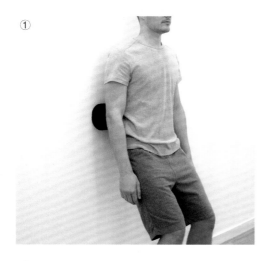

图 5.85　站姿腰椎滚压练习（①）适合没有任何治疗经验的患者。靠墙站立，微屈双腿，将泡沫轴置于腰部和墙之间。通过重复屈膝和直立的动作，使泡沫轴上下滚动，滚压腰椎。有一定治疗经验的患者可进行卧姿腰椎滚压练习（②）。仰卧在垫子上，屈曲双腿，抬起上半身，将泡沫轴置于腰椎下方，腿部发力前后移动身体，缓慢滚压腰椎

②

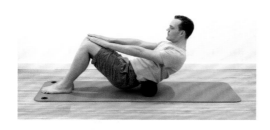

患者可通过旋转髋关节为腰椎减压。

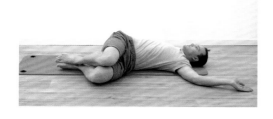

图 5.86　腰椎减压练习。仰卧在垫子上，伸展手臂并将手臂放在头两侧，呈 U 字形。屈曲双腿，向左扭转下半身。保持此姿势 30 秒。之后换另一侧重复动作。可通过增大髋关节的旋转角度来提高练习强度

› 身体重量是否更均匀地分布于双脚上？

› 双腿能否伸直？为使双腿伸直，是否需要施加较大的压力？

› 站立时双腿是否还会疼痛？

› 想象自己在沙子上会留下怎样的脚印。脚印是否有变化？

治疗后可能出现的积极变化

› 双腿和背部更轻松，活动更自由。

› 能更轻松地完成体测的动作，疼痛有所缓解。

› 体态得以矫正，腿形得以改善。

5.4.2 针对膝盖的特别练习

特别练习

⋯➤ 髌腱炎

　　髌腱炎指髌骨与胫骨之间的肌腱受损或出现炎症，表现为髌骨下方疼痛（图5.87）。与脚跟和跟腱的疼痛类似，该症状常常是运动过度引起的。

　　在进行针对髌腱炎的特别练习前，患者需依次完成治疗前的体测和感测（第60 ~ 61页）以及基础练习（第62 ~ 64页）。特别练习包括针对髌腱的弹跳练习（图5.88）、下蹲离心练习（图5.89）。

　　最后，患者一定要进行治疗后的体测和感测（第60、61、65页）。

　　为使弹跳练习更好地锻炼到膝关节，患者可借助于凳子（或椅子）进行左右来回蹲跳的练习，要尽可能地轻轻落地。

　　患者可对这项练习稍加改动：仅脚掌着地跳跃、单脚跳跃、改变跳跃的高度等。

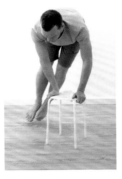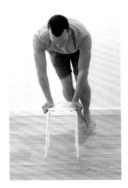

图 5.88　针对髌腱的弹跳练习。站在凳子后方，将双手放在凳子上，从凳子后方的一侧跳至另一侧，在双脚触地后立刻往回跳。可根据实际情况调整练习强度，如改为原地蹲跳、改变跳跃距离。患者如果有一定运动基础，可以从每组练习跳 60 个来回开始，逐渐增加至每组练习跳 100 ~ 200 个来回。在每组练习后，患者需要走动以放松双腿

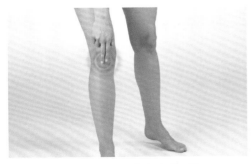

图 5.87　髌腱炎导致的疼痛的典型位置

下蹲离心练习是经过研究证明能有效解决膝盖疼痛问题的方法。在进行离心下蹲练习时，腿部的肌肉不断收缩。

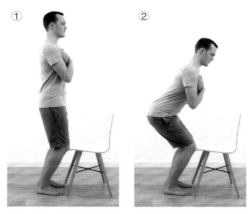

图 5.89　下蹲离心练习。直立，分开双脚与髋部同宽。微屈膝盖至碰到椅子沿，使膝盖正好位于脚趾正上方，将双臂抱于胸前（①），此为起始姿势。缓缓地增加屈膝屈髋程度，将臀部向下压。膝盖始终与椅子沿接触，且椅子不能移动（②）。在 3 秒内将臀部下压到最低位置，然后在 1 ~ 2 秒内恢复起始姿势。进行 3 组练习，每组 15 次

特别练习
⇢ 膝关节过伸

引起膝关节过伸的原因较多，如膝关节韧带或关节囊负担过重、膝关节的肌肉控制能力因神经系统损伤（如因脑卒中导致的神经损伤）而受损。膝关节过伸常见于年轻女性。除了进行协调训练、平衡训练、力量训练和姿势训练等稳定性训练之外，患者还可对腿前侧进行滚压。膝关节过伸的症状能通过消除筋膜紧张得到缓解。

在进行针对膝关节过伸的特别练习即腿前侧滚压练习（图 5.90 和图 5.91）前，患者需依次完成治疗前的体测和感测（第 60 ~ 61 页）以及基础练习（第 62 ~ 64 页）。

最后，患者一定要进行治疗后的体测和感测（第 60、61、65 页）。

患者要非常缓慢地滚压双腿（从脚踝经膝关节到髋部），每呼吸一次泡沫轴只滚动几厘米，并在较为紧张和敏感的区域多停留一会儿。

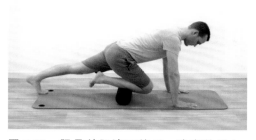

图 5.90　胫骨前肌滚压练习。跪在垫子上，用双手撑地，伸直左腿，左脚着地，屈曲右腿，将泡沫轴置于右侧小腿下方。缓慢滚压右侧的胫骨前肌。可在较为紧张和敏感的区域多停留一会儿。之后换另一侧重复动作。可根据实际情况调整练习强度

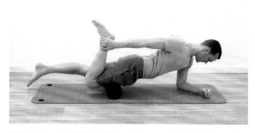

图 5.91　大腿前侧滚压练习。俯卧在垫子上，用左侧前臂支撑身体，将手肘置于腋窝正下方。将泡沫轴置于大腿下方，用右手将同侧小腿向头的方向牵拉。手臂发力前后移动身体，缓慢滚压大腿前侧。之后换另一侧重复动作。可根据实际情况调整练习强度

特别练习

⋯➡ 髌骨脱位

髌骨脱位指膝盖骨向一侧严重偏移。患者可通过滚压大腿外侧矫正腿部轴线。

在进行特别练习，即大腿外侧滚压练习（图 5.92）前，患者需依次完成治疗前的体测和感测（第 60 ~ 61 页）以及基础练习（第 62 ~ 64 页）。

最后，患者一定要进行治疗后的体测和感测（第 60、61、65 页）。

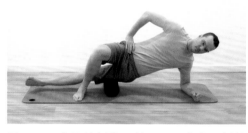

图 5.92　大腿外侧滚压练习。面向左，侧躺在垫子上，将泡沫轴置于左侧大腿外侧的下方。用同侧手臂支撑身体，将手肘置于腋窝下方。手臂发力前后移动身体，缓慢滚压左侧大腿外侧。之后换另一侧重复动作。可根据实际情况调整练习强度

特别练习

⇢ 大腿后侧疼痛和肌肉痉挛

大腿后侧疼痛和肌肉痉挛（图 5.93）非常常见。患者可通过大腿滚压练习缓解。

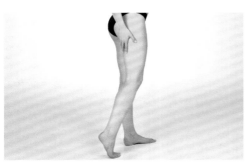

图 5.93　大腿后侧疼痛和肌肉痉挛的典型位置

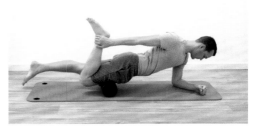

图 5.94　大腿前侧滚压练习。俯卧在垫子上，用左侧前臂支撑身体，将手肘置于腋窝正下方。将泡沫轴置于大腿下方，用右手将同侧小腿向头的方向牵拉。手臂发力前后移动身体，缓慢滚压大腿前侧。之后换另一侧重复动作。可根据实际情况调整练习强度

在进行特别练习，即大腿滚压练习（图 5.94 ~ 5.98）前，患者需依次完成治疗前的体测和感测（第 60 ~ 61 页）以及基础练习（第 62 ~ 64 页）。

最后，患者一定要进行治疗后的体测和感测（第 60、61、65 页）。

根据自身情况，患者可进行不同强度的大腿滚压练习。如果将大腿滚压练习作为十字韧带或半月板撕裂的康复练习，患者应着重滚压大腿前侧和后侧。针对从背部扩散至大腿内侧腹股沟或大腿外侧的疼痛，患者应着重滚压大腿内侧和外侧。

患者要全神贯注地进行练习，每呼吸一次泡沫轴只滚动几厘米，并在较为紧张和敏感的区域多停留一会儿。

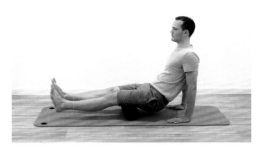

图 5.95　大腿后侧滚压练习。坐在垫子上，伸直双腿，将双手放在身体后方撑地。将泡沫轴置于大腿下方，手臂发力前后移动身体，缓慢滚压大腿后侧。可根据实际情况调整练习强度

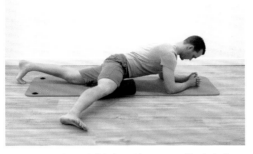

图 5.96　大腿内侧滚压练习 I。俯卧在垫子上，用前臂支撑身体，将手肘置于腋窝正下方。向外伸右腿，将泡沫轴置于这条大腿内侧的下方。手臂发力左右移动身体，缓慢滚压右侧大腿内侧。之后换另一侧重复动作

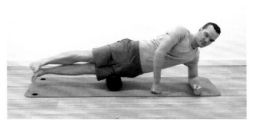

图 5.98　大腿外侧滚压练习。面向左，侧躺在垫子上，将泡沫轴置于左侧大腿外侧的下方。用同侧手臂支撑身体，将手肘置于腋窝正下方。伸直双腿，使双腿悬空。用双臂支撑身体，手臂发力前后移动身体，缓慢滚压左侧大腿外侧。之后换另一侧重复动作。可根据实际情况调整练习强度

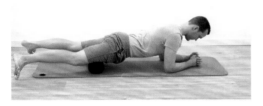

图 5.97　大腿内侧滚压练习 II。俯卧在垫子上，用前臂支撑身体，将手肘置于腋窝正下方。使双腿外旋，将两侧大腿的内收肌都压在泡沫轴上，使双脚悬空。手臂发力前后移动身体，缓慢滚压两侧大腿内侧

特别练习
⋯➤ X 形腿和 O 形腿

从身体正面看，正常的腿部轴线应是由髋关节、膝盖和脚踝连起来形成的一条垂直于地面的直线（图 5.99 ①）。若髋关节或膝关节发生错位，距离它们比较远的其他身体部位（如脚）往往也会受到影响。

因此，X 形腿（图 5.99 ②）常常伴随外翻足、扁平足以及髋关节内旋出现。O 形腿（图 5.99 ③）则常与高弓足和髋关节外旋同时出现。这与筋膜的连续性有关。筋膜具有传递力量的功能。X 形腿和 O 形腿会导致

腿部相应位置的筋膜缩短，为了保证力量的顺利传递，腿部其他位置的筋膜不得不过度拉伸。筋膜疗法可作为补充治疗方法。矫正腿部轴线不一定能矫正错误姿势，但能帮助患者缓解疼痛。

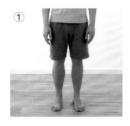
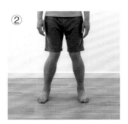
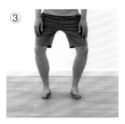

图 5.99　腿部轴线前视图：正常的腿形（①）、X 形腿（②）、O 形腿（③）

　　在进行针对 X 形腿和 O 形腿的特别治疗前，患者需依次完成治疗前的体测和感测（第 60～61 页）以及基础练习（第 62～64 页）。特别练习包括针对 X 形腿的滚压练习（图 5.100～5.102）、针对 O 形腿的滚压练习（图 5.103～5.106）。

　　最后，患者一定要进行治疗后的体测和感测（第 60、61、65 页）。

　　若腿部内侧肌肉较弱，相对地，外侧肌肉就会紧张，这就会导致 X 形腿。患者可通过大腿后侧滚压练习锻炼股二头肌，增

强小腿在膝关节处的外旋能力；通过小腿外侧滚压练习放松胫骨前肌肉。此外，由于 X 形腿常常伴随外翻足、扁平足出现，患者还应滚压足外侧缘。

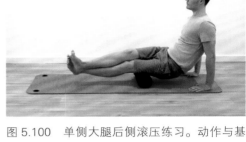

图 5.100　单侧大腿后侧滚压练习。动作与基础练习中的大腿后侧滚压练习的动作大致相同。为滚压左侧大腿后侧，可将右腿放在左腿上，增加压在左腿上的身体重量，从而提高练习强度。手臂发力前后移动身体，缓慢滚压左侧大腿后侧。之后换另一侧重复动作

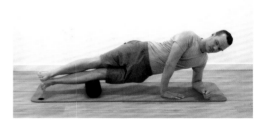

图 5.101　小腿外侧滚压练习。面向左，侧躺在垫子上。用同侧手臂支撑身体，将手肘置于腋窝正下方。将泡沫轴置于左侧小腿外侧的下方，伸直双腿，使双腿悬空。用双臂支撑身体，手臂发力前后移动身体，缓慢滚压左侧小腿外侧。之后换另一侧重复动作。可根据实际情况调整练习强度

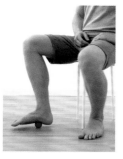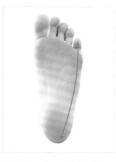

图 5.102　足外侧缘滚压练习。将一个筋膜球置于足底，纵向滚压足外侧缘，至少滚压 10 个来回。之后换另一侧重复动作。此练习与针对外翻足和扁平足的滚压练习相同（图 5.20）

与髋关节外旋有关的肌肉位于骶骨和髋骨周围，患者可通过臀部滚压练习放松此处的肌肉。大腿内侧滚压练习和半腱肌和半膜肌滚压练习可增强小腿在膝关节处的内旋能力。此外，由于 O 形腿常常伴随高弓足出现，患者还应滚压足内侧缘。

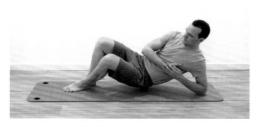

图 5.103　臀部滚压练习。最好用网球大小的筋膜球进行滚压。仰卧在垫子上，屈曲双腿，将双手交叠放在胸前，用左侧手肘支撑身体。将筋膜球置于臀部下方靠近骶骨的位置。向右扭转上半身，转移身体重心使筋膜球在骶骨附近滚动，用右侧手肘支撑上身。通过上半身的左右扭转找出最敏感的位置，向该位置施加较大的压力，直至适应这种压力

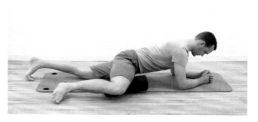

图 5.104　大腿内侧滚压练习。俯卧在垫子上，用前臂支撑身体，将手肘置于腋窝正下方。向外伸右腿，将泡沫轴置于这条大腿内侧的下方。手臂发力左右移动身体，缓慢滚压右侧大腿内侧。之后换另一侧重复动作。可根据实际情况调整练习强度

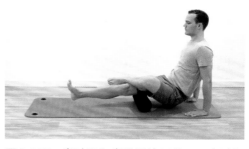

图 5.105　半腱肌和半膜肌滚压练习。半腱肌和半膜肌位于大腿后内侧。屈曲左腿并压在右侧大腿上，增加压在右腿上的身体重量，从而提高练习强度。手臂发力前后移动身体，缓慢滚压右侧大腿后内侧。之后换另一侧重复动作

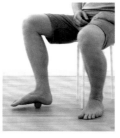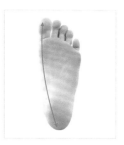

图 5.106　滚压足内侧缘。将一个筋膜球置于足底，纵向滚压足内侧缘，至少滚压 10 个来回。之后换另一侧重复动作。练习方法与针对高弓足的滚压练习相同（图 5.23）

5.5 髋关节

髋关节（图 5.107）是人体的关键"节点"之一，连接双腿与躯干，是上半身与下半身的枢纽和连接点。髋关节是仅次于膝关节的人体第二大负重关节，韧带对髋关节有很好的保护作用。股骨头近似球形，与髋臼完美匹配。就功能而言，骨盆与髋部密切相关。骨盆具有维持体位、保证下肢活动和维持腹、盆内器官空间位置的作用。对女性而言，骨盆还有保护胚胎的作用。

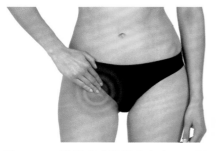

图 5.107　髋关节连接骨盆和大腿，周围肌肉和筋膜对髋关节有很好的保护作用

尽管髋关节拥有既稳定又灵活的结构，但这并不意味着它不容易出现问题，事实上，髋关节疼痛非常普遍。髋关节炎的典型症状就是疼痛和活动受限。针对髋关节疼痛的比较有效的治疗方法是筋膜拉伸练习和减压练习。疼痛常出现在腹股沟、大腿收肌附近（大腿内侧）和大腿外侧。然而，膝盖和背部的疼痛也经常伴随髋关节疼痛出现。因此，患者也必须接受针对膝盖、背部等部位的治疗。实际的治疗需按照"四部曲"的顺序进行。

髋关节治疗"四部曲"

1. 治疗前的体测和感测
2. 基础练习
3. 特别练习
4. 治疗后的体测和感测

5.5.1 髋关节治疗实践

步骤 1：治疗前的体测和感测

患者进行体测，完成图 5.108 ~ 5.112 所示的动作。

患者在进行体测的同时进行感测，留意身体的感受。

进行体测时的感测

› 哪些动作会引起疼痛？疼痛是在做所有动作时都出现，还是只在做特定动作时出现？

› 髋关节是否活动受限？

› 哪里感到疼痛？指出疼痛的位置。

› 做动作时，关节是否会发出咔咔声？

› 双腿是否弯曲或歪斜？

› 记住治疗前体测的感受，以便与治疗后体测的感受进行对比。

站立时的感测

› 直立，身体放松，不要闭眼，深吸一口气，然后慢慢呼出。

› 放松站立时全身是否感觉舒适？

› 骨盆是否倾斜？上半身是否侧弯？

› 身体重量是否均匀分布于双脚上？

› 为使双腿伸直，是否需要施加较大的压力？

进行体测时需要完成的动作

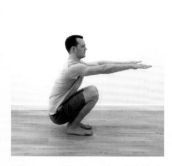

图 5.108　深蹲，将双臂伸直并举起至与肩同高

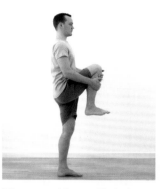

图 5.109　站立，抬高右腿，屈膝，用两只手将膝盖向胸部牵拉。之后换另一侧重复动作

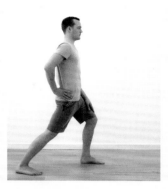

图 5.110　向前跨一步，屈曲前面的腿，伸直后面的腿。之后换另一侧重复动作

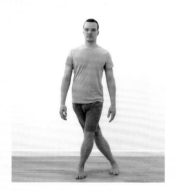

图 5.111　站立，将右腿向左后撤一步，尽量向左侧伸展，与左腿交叉。之后换另一侧重复动作

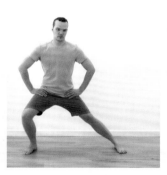

图 5.112　站立，将右腿向右跨一步，屈曲右腿，伸直左腿。之后换另一侧重复动作

› 想象自己站在沙子上，会留下怎样的脚印？双脚脚印的大小深浅是否一致？

步骤 2：基础练习

基础练习（图 5.113 ～图 5.118）包括针对大腿和髋部的滚压练习。有的练习动作会引发剧烈疼痛，导致患者产生畏难情绪，无法继续练习。因此，患者要循序渐进，不能操之过急，也不能轻言放弃。患者要非常缓慢地进行练习，并在每组练习结束后休息一段时间，检查身体的反应。

基础练习

　　患者可先进行强度较低的大腿内侧滚压练习Ⅰ，每次只滚压一侧大腿，适应这种压力后，可提高练习强度，进行大腿内侧滚压练习Ⅱ，同时滚压两侧大腿。

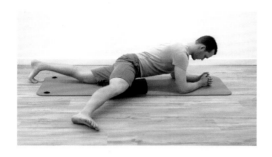

图 5.113　大腿内侧滚压练习Ⅰ。俯卧在垫子上，用前臂支撑身体，将手肘置于腋窝正下方。向外伸右腿，将泡沫轴置于这条大腿内侧的下方。手臂发力左右移动身体，缓慢滚压右侧大腿内侧。之后换另一侧重复动作

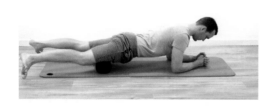

图 5.114　大腿内侧滚压练习Ⅱ。俯卧在垫子上，用前臂支撑身体，将手肘置于腋窝正下方。使双腿外旋，将两侧大腿的收肌都压在泡沫轴上，使双脚悬空。手臂发力前后移动身体，缓慢滚压两侧大腿内侧

　　阔筋膜是位于大腿的深筋膜，与髋关节的活动有密切关系。患者可通过大腿外侧滚压练习和臀部滚压练习来拉伸阔筋膜。

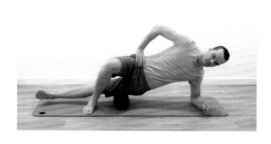

图 5.115　大腿外侧滚压练习。面向左，侧躺在垫子上，将泡沫轴置于左侧大腿外侧的下方。用同侧手臂支撑身体，将手肘置于腋窝正下方。手臂发力前后移动身体，缓慢滚压左侧大腿外侧。之后换另一侧重复动作。可根据实际情况调整练习强度

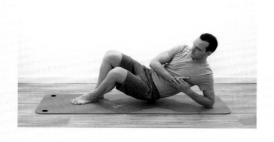

图 5.116　臀部滚压练习。最好用网球大小的筋膜球进行滚压。仰卧在垫子上，屈曲双腿，将双手交叠放在胸前，用左侧手肘支撑身体。将筋膜球置于臀部下方靠近骶骨的位置。向右扭转上半身，转移身体重心使筋膜球在骶骨附近滚动，用右侧手肘支撑上身。通过上半身的左右扭转找出最敏感的位置，向该位置施加较大的压力，直至适应这种压力

受到损伤的髋部屈肌常位于腹股沟部位，患者要特别留意此处。髋部屈肌主要位于髂骨翼内面，很难滚压到。患者可借助筋膜球来进行滚压。

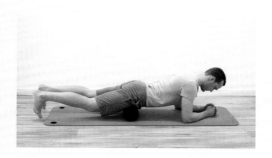

图 5.117　髋部屈肌滚压练习 I。俯卧在垫子上，用前臂支撑身体，将手肘置于腋窝正下方。将泡沫轴置于大腿下方。手臂发力前后移动身体，使泡沫轴滚压膝盖到髂嵴的区域。可通过双脚着地或悬空，改变压在泡沫轴上的身体重量，以调整练习强度

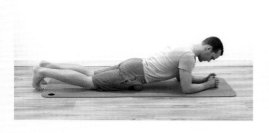

图 5.118　髋部屈肌滚压练习 II。滚压的动作与图 5.117 的动作类似，只是此练习需要使用一个比网球略大的筋膜球，以便更有针对性地滚压受损伤的部位。缓慢且小心地转移身体重心，用双臂和双脚支撑身体

步骤3：特别练习

见第76 ~ 82页。

步骤4：治疗后的体测和感测

患者重新完成图5.108 ~ 5.112所示的动作，进行体测和感测。

进行体测时的感测

› 哪些动作还会引起疼痛？疼痛是在做所有动作时都出现，还是只在做特定动作时出现？

› 髋关节活动是否更自由？

› 哪里还会感到疼痛？指出疼痛的位置。

› 做动作时，关节是否仍发出咔咔声？

› 双腿能否伸直？

› 留意身体出现的积极变化，将其"存储"在大脑里。

站立时的感测

› 直立，身体放松，不要闭眼，深吸一口气，然后慢慢呼出。

› 放松站立时全身是否感觉舒适？

› 骨盆是否仍然倾斜？上半身是否仍然侧弯？

› 身体重量是否更均匀地分布于双脚上？

› 为使大腿伸直，是否需要施加较大的压力？

› 想象自己在沙子上会留下怎样的脚印。脚印是否有变化？

治疗后可能出现的积极变化

› 能更轻松地完成体测的动作，疼痛有所缓解。

› 髋关节活动更自由。

› 双腿和脊柱也更自由和轻松。

5.5.2 针对髋关节的特别练习

特别练习
--→ 髋关节炎

提到髋关节炎（图5.119），大部分人会把注意力集中在针对关节的治疗上，实际上，针对髋部的肌肉组织的治疗也十分重要。针对髋关节炎的特别练习包括对髋部肌肉和筋膜的减压练习和拉伸练习。患者要非常小心地进行练习，避免过度刺激疼痛的髋关节。

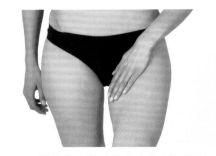

图5.119　髋关节炎导致的疼痛的典型位置

在进行特别练习前，患者需依次完成治疗前的体测和感测（第72～73页）以及基础练习（第74～75页）。特别练习包括髋关节减压练习（图5.120）、腰椎减压练习（图5.121和图5.122）、筋膜链拉伸练习（图5.123～5.128）、"半月"练习（图5.129和图5.130）、"跨鹤坐"练习（图5.131和图5.132）、弹性练习及其变式（图5.133～5.135）。

最后，患者一定要进行治疗后的体测和感测（第73、76页）。

髋关节被非常紧实的关节囊包裹，因此患者很难直接进行针对髋关节的减压练习。不过，在下面的练习中，患者用较小的力气就能进行针对髋关节的减压练习。

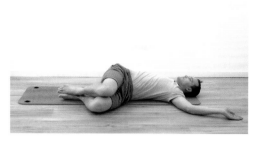

图 5.121　腰椎减压练习 I。仰卧在垫子上，伸展手臂并将手臂放在头两侧，呈 U 字形。屈曲双腿，向左扭转下半身。保持此姿势 30 秒。之后换另一侧重复动作。可通过增大髋关节的旋转角度来提高练习强度

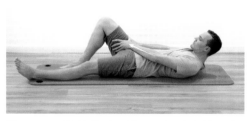

图 5.120　髋关节减压练习。仰卧在垫子上，屈曲右腿，使大腿尽量贴近腹股沟，伸直左腿。用双手抓住右侧大腿，向大腿施加压力，右腿和右脚不要用力，用髋关节的力量保持右腿屈曲的姿势 20～30 秒。重复此练习 3～5 次。之后换另一侧重复练习。如需要，可在头部下方垫一只靠枕

腹股沟牵拉痛是腰椎中部出现问题的典型症状。要想彻底解决这个问题，治疗中就要进行腰椎减压练习。

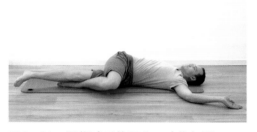

图 5.122　腰椎减压练习 II。动作与图 5.121 的动作大致相同，通过改变腿的位置，提高练习强度。伸直左腿，屈曲右腿，用左腿压住右脚。保持此姿势 30 秒，之后换另一侧重复动作

筋膜链拉伸练习可以拉伸髋部的肌肉和筋膜，同时也可以拉伸其他部位肌肉，尤其是躯干的肌肉。这项练习也能够缓解背部疼痛。患者可以通过加入手臂动作和改变腿部姿势增大拉伸的范围和增加拉伸程度，使练习更丰富。

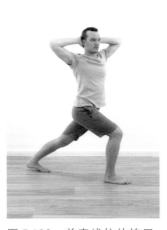

图 5.123　前表线拉伸练习。展开双臂，用双手抱头。将右腿向前跨一步，屈曲右腿，伸直左腿。之后换另一侧重复动作

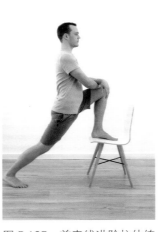

图 5.125　前表线进阶拉伸练习。将左脚踩在椅子上，屈曲左腿伸直右腿。之后换另一侧重复动作

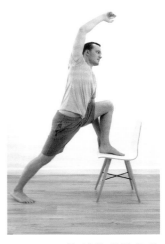

图 5.127　体侧线进阶拉伸练习。腿部动作与图 5.125 的腿部动作一致，抬起右臂，向左右弯上半身。之后换另一侧重复动作

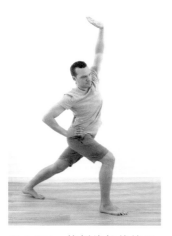

图 5.124　体侧线拉伸练习。腿部动作与图 5.123 的腿部动作一致，用右手叉腰，向上伸直左臂。向左右弯上半身。之后换另一侧重复动作

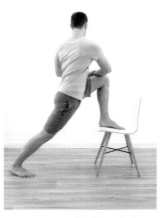

图 5.126　螺旋线拉伸练习。腿部动作与图 5.125 的腿部动作一致，向左右扭转髋部。之后换另一侧重复动作

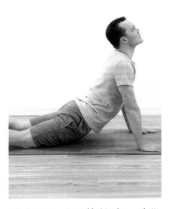

图 5.128　"眼镜蛇式"瑜伽练习。俯卧在垫子上，用双手撑地，尽量伸直双臂，后展双肩，拉伸上半身。使骨盆紧贴垫子，抬头，看向天花板，可将脚后跟向臀部牵拉。此练习可拉伸前表线

患者可视练习场地和自身情况进行下面的练习。"半月"练习和"跨鹤坐"练习

可拉伸筋膜链，增强筋膜的韧性和弹性。

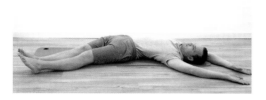

图 5.129　卧姿"半月"练习。仰卧在垫子上，伸直双腿和双臂。将双手举过头顶，使双腿和双臂朝左偏，身体呈半月形或 C 字形。寻找让身体有明显而舒适的拉伸感的姿势，保持此姿势 1 分钟。之后换另一侧重复动作

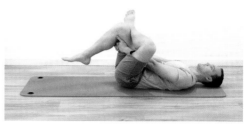

图 5.131　卧姿"跨鹤坐"练习。仰卧在垫子上，抬起双腿，将左脚的外踝放在右侧大腿靠近膝盖的位置，用双手将右侧大腿朝身体方向拉。之后换另一侧重复动作。卧姿"跨鹤坐"能更精准地拉伸臀部

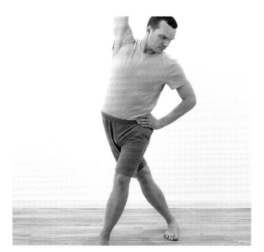

图 5.130　站姿"半月"练习。动作要领和卧姿"半月"练习相同。可将此练习进行一些变化，如双腿交叉，左右摇摆上身

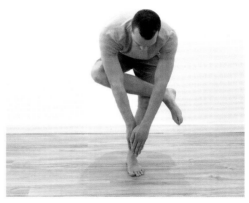

图 5.132　站姿"跨鹤坐"练习。仅靠左脚站立，将右脚的外踝放在左侧大腿靠近膝盖的位置。交叠双手，随着弯腰的动作朝左脚的脚踝伸展手臂。之后换另一侧重复动作

上半身的拉伸和双臂的参与是变化拉伸练习的重要组成部分。患者要非常小心地进行练习。姿势的任何细微变化，如将一只脚放在更高的椅子上都可能对拉伸产生巨大影响。患者要找到拉伸感最强的姿势。

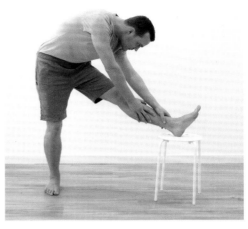

图 5.134　变化拉伸练习 II。将左脚放到凳子或椅子上，伸直左腿，站稳。向左弯腰，用双手扶左腿，随着弯腰动作向脚踝移动双手

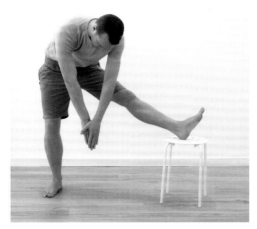

图 5.133　变化拉伸练习 I。将左脚放到凳子或椅子上，伸直左腿，站稳。弯腰，交叠双手，随上半身动作向下伸展手臂。之后换另一侧重复动作

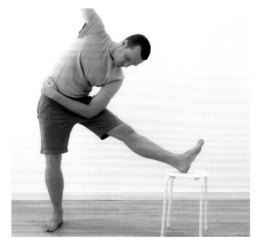

图 5.135　变化拉伸练习 III。将左脚放到凳子或椅子上，伸直左腿，站稳。向上伸展右侧手臂，向左弯腰，看向地板

特别练习

⇢ 髋关节外侧疼痛（髋关节滑囊炎）

典型的髋关节外侧疼痛是大转子疼痛（图5.136）。大转子是股骨颈与股骨体连接处的突出部分，附着着坚韧有力的肌肉，存在多个滑囊。大转子疼痛经常被诊断为髋关节滑囊炎，筋膜治疗可以有效缓解髋关节滑囊炎的症状，缓解髋部外侧的疼痛。

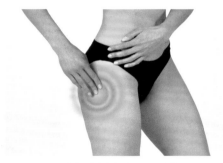

图 5.136　髋部外侧疼痛的典型位置

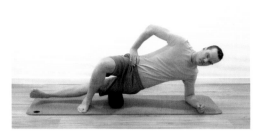

图 5.137　大腿外侧滚压练习。面向左，侧躺在垫子上，将泡沫轴置于左侧大腿外侧的下方。用同侧手臂支撑身体，将手肘置于腋窝正下方。手臂发力前后移动身体，缓慢滚压左侧大腿外侧。之后换另一侧重复动作。可根据实际情况调整练习强度

在进行针对髋关节外侧疼痛的特别练习前，患者需依次完成治疗前的体测和感测（第72～73页）以及基础练习（第74～75页）。特别练习包括大腿和骨盆外侧滚压练习（图5.137和图5.138）、"跨鹤坐"练习（图5.139）、"半月"练习（图5.140～5.141）。

最后，患者一定要进行治疗后的体测和感测（第73、76页）。

针对髋关节外侧疼痛，患者需滚压大腿外侧和骨盆外侧。

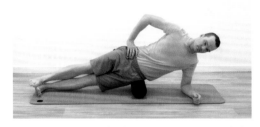

图 5.138　骨盆外侧滚压练习。面向左，侧躺在垫子上，用左侧手臂支撑身体，将泡沫轴置于髂嵴下方。手臂发力前后移动身体。由于待治疗区域非常小，应缓慢、小幅度地滚动泡沫轴。除泡沫轴外，也可使用较硬的筋膜球，进行点状滚压练习

患者可通过下面的练习拉伸筋膜链，以增强疼痛部位筋膜的韧性和弹性。

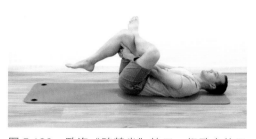

图 5.139　卧姿"跨鹤坐"练习。仰卧在垫子上，抬起双腿，将左脚的外踝放在右侧大腿靠近膝盖的位置，用双手将右侧大腿朝身体方向拉。之后换另一重复动作。卧姿"跨鹤坐"能更精准地拉伸臀部

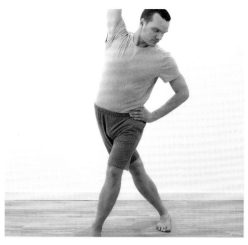

图 5.141　站姿"半月"练习。动作要领和卧姿"半月"练习相同。可将此练习进行一些变化，如交叉双腿，左右摇摆上身

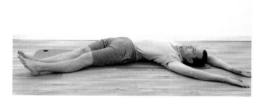

图 5.140　卧姿"半月"练习。仰卧在垫子上，伸直双腿和双臂。将双手举过头顶，使双腿和双臂朝左偏，身体呈半月形或 C 字形。寻找让身体有明显而舒适的拉伸感的姿势，保持此姿势 1 分钟，之后换另一侧重复动作

第 6 章 脊柱

成年人的脊柱包括 24 块椎骨，1 块骶骨和 1 块尾骨，它们通过关节、韧带和椎间盘相连。椎管内有脊髓，脊髓负责传递大脑和身体之间交换的所有信息。从各个脊髓节段发出的脊神经支配身体特定的部位。本章介绍的针对脊柱的治疗方法可以"释放"受压迫的神经根，缓解疼痛。

6.1 腰椎

腰椎由 5 块大而坚硬的椎骨组成，相邻两块椎骨之间有 4 块椎间盘，第五腰椎和骶骨之间还有一块椎间盘。从腰椎发出的神经支配腹部和下肢。

腰痛（图 6.1）属于常见病，严重的腰痛会影响工作，甚至使人丧失劳动能力。针对腰痛的常规医学治疗的主要困境在于，绝大多数腰痛都有特发性，也就是说，到目前为止，腰痛的病因尚不明确。然而，关于筋膜的最新研究表明，胸腰筋膜损伤可

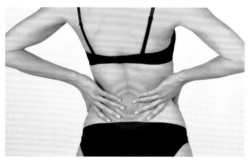

图 6.1 腰痛的典型位置

能是大多数腰痛的病因。筋膜治疗能有效缓解腰痛的事实也支持了这一说法。实际治疗需按照"四部曲"的顺序进行。

腰椎治疗"四部曲"

1. 治疗前的体测和感测
2. 基础练习
3. 特别练习
4. 治疗后的体测和感测

6.1.1 腰椎治疗实践

步骤 1：治疗前的体测和感测

患者进行体测，完成图 6.2 ～ 6.4 所示的动作。

患者在进行体测的同时进行感测，留意身体的感受。

> 哪些动作会引起腰痛？腰痛是在做所有动作时都出现，还是在做特定动作时出现？

> 哪些动作会引起腰痛或消除腰痛？

> 哪里感到疼痛？指出疼痛的位置。

> 腰部左右扭转的程度或腰部左右侧弯的程度是否相同？

> 直立，从骶骨开始，从下往上、一节一节地感受腰椎。哪些部位感到不适、僵硬或疼痛？

> 记住治疗前体测的感受，以便与治疗后体测的感受进行对比。

进行体测时需要完成的动作

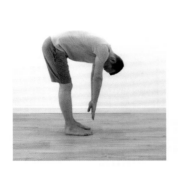
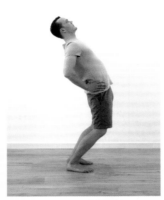

图 6.2　站在地上，双脚微分，伸直双腿，最大程度地向前弯腰，伸直手臂，指尖向下够脚面。然后站在地上，最大程度地向后仰，使背部伸展

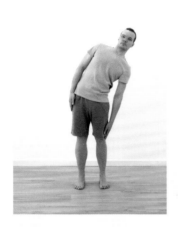
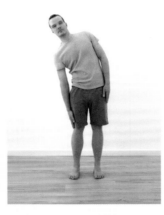

图 6.3　站在地上，略微分开双脚，将双手紧贴两侧大腿外侧，向左右弯腰，随之在大腿外侧上下滑动双手

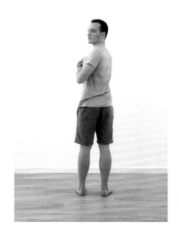
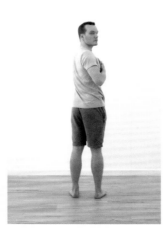

图 6.4　站在地上，略微分开双脚，将双手交叠在胸前，最大程度地左右扭转腰部，在这个过程中保持双脚不动

步骤 2：基础练习

除针对腰椎的滚压练习外，基础练习
（图 6.5 ~ 6.16）还包括针对足底、腿部、
臀部等部位的练习。

基础练习

患者要认真地进行滚压练习，并留意哪些是尤其需要治疗的部位。

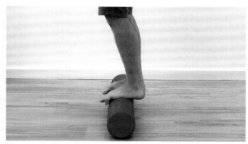

图 6.5　杂技熊练习。将双脚踩在泡沫轴上，如果有需要，可用手扶墙支撑身体。像马戏团里表演杂技的熊一样，缓慢地滚动脚下的泡沫轴，身体随之缓慢前后移动

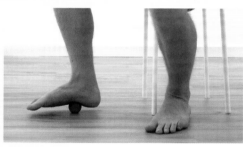

图 6.6　足底滚压练习。将一个筋膜球置于足底进行滚压。之后换另一侧重复动作

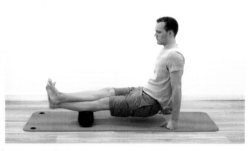

图 6.7　腓肠肌滚压练习。坐在垫子上，伸直双腿，将双手放在身体后方撑地。将泡沫轴置于左侧小腿下方，并将右侧小腿搭在左侧小腿上，手臂发力前后移动身体，缓慢滚压左侧的腓肠肌。之后换另一侧重复动作。可根据实际情况调整练习强度

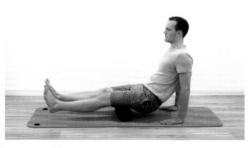

图 6.8　大腿后侧滚压练习。坐在垫子上，伸直双腿，将双手放在身体后方撑地。将泡沫轴置于大腿下方，手臂发力前后移动身体，缓慢滚压大腿后侧。可根据实际情况调整练习强度

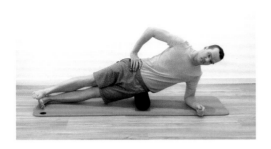

图 6.9 骨盆外侧滚压练习。面向左，侧躺在垫子上，用左侧手臂支撑身体，将泡沫轴置于髂嵴下方。手臂发力前后移动身体。由于治疗区域非常小，应缓慢、小幅度地滚动泡沫轴。除泡沫轴外，也可使用较硬的筋膜球进行点状滚压练习

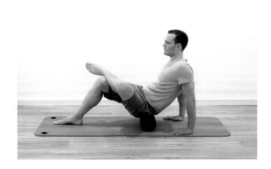

图 6.10 臀部滚压练习 I。坐在垫子上，屈曲双腿，用双手支撑身体。将泡沫轴置于臀部下方靠近骶骨的位置。手臂发力，缓慢地、小幅度地前后移动身体，找到最敏感或紧张的位置。可将一只脚的脚踝放在另一侧大腿靠近膝盖的位置，以提高练习强度。持续施压，直至适应这种压力

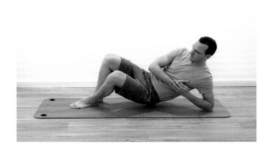

图 6.11 臀部滚压练习 II。最好用网球大小的筋膜球进行滚压。仰卧在垫子上，屈曲双腿，将双手交叠在胸前，用左侧手肘支撑身体。将筋膜球置于臀部下方靠近骶骨的位置。向右扭转上半身，转移身体重心使筋膜球在骶骨附近滚动，用右侧手肘支撑上身。通过上半身的左右转动找出最敏感的位置。向该位置施加较大的压力，直至适应这种压力

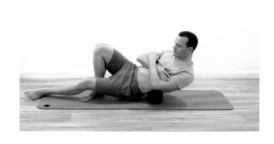

图 6.12 腰椎滚压练习 I。仰卧在垫子上，屈曲右腿，伸直左腿，抬起上半身，将泡沫轴置于腰椎下方。腿部发力前后移动身体，缓慢滚压腰椎。为更好地滚压到腰椎两侧的肌肉群，可分别向两侧轻微扭转上半身，改变腰椎与泡沫轴的接触位置

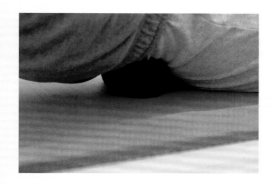

图 6.13　腰椎滚压练习Ⅱ。如果腰部肌肉严重痉挛，可用花生球（或小号的泡沫轴）进行有针对性的治疗。仰卧在垫子上，将花生球置于脊柱下方，使棘突（脊椎上的突起）正好位于两球之间。屈曲双腿，腿部发力前后移动身体。在最敏感的位置多停留一会儿

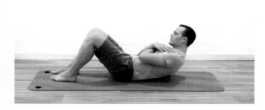

图 6.14　第四胸椎至颈椎下端滚压练习Ⅰ。为了更好地滚压到背部的肌肉或筋膜，可使用中等大小的筋膜球（或网球）。仰卧在垫子上，将筋膜球置于胸椎下方。屈曲双腿，腿部发力前后转移身体，滚压第四胸椎至颈椎下端的区域。在最敏感的部位多停留一会儿

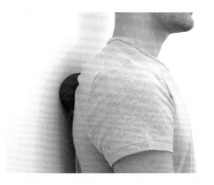

图 6.15　第四胸椎至颈椎下端滚压练习Ⅱ。与上一个练习的动作相似，站立时胸椎的压力比躺下时更小

患者可借助于泡沫轴放松颅底。

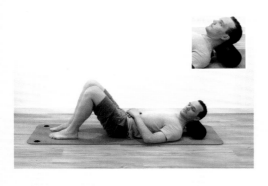

图 6.16　颅底放松练习。仰卧在垫子上，将泡沫轴置于后脑勺下方寰椎的位置（小图）。保持均匀的呼吸，放松身体，向两侧转头，分别扭转 10 次。可在扭转一侧做头部小幅绕圈动作

步骤 3：特别练习

见第 88 ～ 100 页。

步骤 4：治疗后的体测和感测

患者重新完成图 6.2 ～ 6.4 所示的动作，进行体测和感测。

› 哪些动作仍会引起腰痛？腰痛在做所有动作时都出现，还是在做特定动作时出现？背痛是否有所缓解？

› 哪里还会感到疼痛？指出疼痛的位置。

› 腰部左右扭转的程度或腰部左右侧弯的程度是否相同？

› 整体上留意疼痛、活动能力等的变化。

› 直立，从骶骨开始，从下往上、一节一节地感受腰椎。哪些部位还会感到不适、僵硬或疼痛？

› 留意身体出现的积极变化，将其"存储"在大脑中。

治疗后可能出现的积极变化

› 疼痛较之前有所缓解。
› 能更轻松、自由地活动。
› 背部和腿部更轻松。

6.1.2 针对腰椎的特别练习

特别练习
→ 腰背部肌肉痉挛和牵拉痛

针对腰背部肌肉痉挛和牵拉痛的的特别练习有助于患者缓解腰椎紧张，增强腰背部肌肉以及增强筋膜的韧性和弹性。

在进行特别练习前，患者需依次完成治疗前的体测和感测（第 83 ～ 84 页）以及基础练习（第 85 ～ 87 页）。特别练习包括弹性练习（图 6.17 和图 6.18）、"砍柴"练习（图 6.19）、背部筋膜拉伸练习（图 6.20 和图 6.21）、筋膜链拉伸练习（图 6.22 ～ 6.25）。

最后，患者一定要进行治疗后的体测和感测（第 84、88 页）。

筋膜的韧性和弹性对腰背部的活动能力很重要，为了增强腰背筋膜的韧性和弹性，患者可进行弹性练习。练习时，患者可以想象自己的腰背部有一根橡皮筋，要不断地将它拉长，直至皮筋达到拉伸的临界点，然后将其恢复原状。患者要快速弯腰，再快速恢复原位。在练习的最后，患者要以立直、脊柱完全伸展的姿势结束。可在弯腰的状态下，伸直手臂，用中指尖够地面，然后直起上半身。练习后，患者能明显感到背部变得灵活。

练习后，背部因拉伸有轻微的疼痛感是正常的。患者如果在几分钟后感到疼痛加剧，就要在之后的治疗中降低练习强度或暂停练习。

① ②

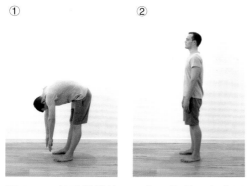

① ②

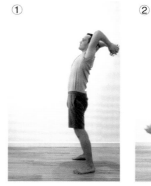

③

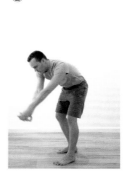

图 6.17　基础弹性练习。将双脚分开与肩同宽，伸直双腿。迅速向前弯腰，伸直手臂将指尖尽量向下伸（①）。背部产生明显的拉伸感后，立刻直起上半身（②）。重复动作 15～20 次，然后原地踏步放松身体

① ②

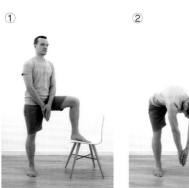
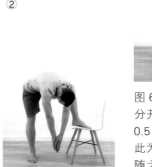

图 6.18　进阶弹性练习。侧身站在凳子或椅子旁，将左脚放在上面，伸直右腿并站稳（①）。弯腰，交叠双手，随上半身的动作向下伸展手臂（②）。将指尖尽量向下伸，直到背部产生轻微的拉伸痛后，立刻直起上半身。之后换另一侧重复动作

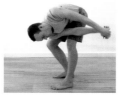

图 6.19　"砍柴"练习。站在地上，将双脚分开与肩同宽，微屈双腿，用双手拿起一个 0.5～1 kg 的哑铃，将哑铃举到头后（①），此为起始姿势。先将哑铃从头后向前、向下摆，随之弯腰（②）。动作要一气呵成。之后再将哑铃向上、向后摆，身体恢复起始姿势。重复动作 10～15 次。可加入变化动作，如将哑铃从头后向前摆时，不将哑铃向正前方摆，而向左前方或右前方摆（③）

在"砍柴"练习中，患者需额外负重 0.5～1 kg。此练习有助于增强筋膜的韧性和弹性。练习时，患者要借助腰背筋膜的韧性和弹性直起上半身，而非依靠背部肌肉的力量。

胸腰筋膜是上肢和下肢的连接带，也是全身的枢纽。拉伸胸腰筋膜对腰椎、双臂、双腿，乃至全身都大有裨益。

除胸腰筋膜损伤外，其他部位的筋膜缩短或紧张也可能引起腰痛或背痛，所以进行筋膜链拉伸练习格外重要。拉伸前表线、体侧线和螺旋线对缓解腰背部的不适作用最大。患者可尝试下面的筋膜链拉伸练习，在练习过程中仔细感受自己的身体。如果在拉伸时感觉某些部位的筋膜很紧张，说明患者的腰痛或背痛不只是由胸腰筋膜损伤引起的，而是整条筋膜链出了问题，那么治疗师或患者应将拉伸这条筋膜链的练习加入治疗方案。

刚开始患者要缓慢地进行练习，之后可加入变化动作。

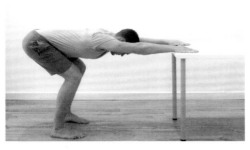

图 6.20　背部筋膜基础拉伸练习。站在桌子前，将手掌向下放在桌面上，后退 2 ~ 3 步，手掌不离开桌面。将双脚分开与肩同宽，伸直手臂，屈曲双腿，伸展背部，保持背部水平。注意保持腹部放松。保持此姿势至少 1 分钟

①

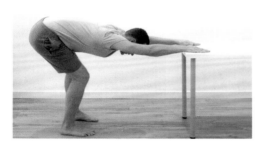

②

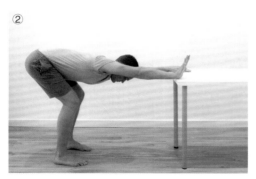

图 6.21　背部筋膜变化拉伸练习。动作与基础拉伸练习相同，但此时要向左或向右扭转上半身（①）、保持手腕与桌面接触并立起手掌（②）或改变屈膝程度

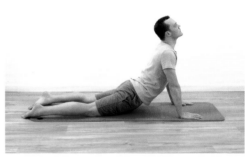

图 6.22　"眼镜蛇式"瑜伽练习。俯卧在垫子上，用双手撑地，尽量伸直双臂，后展双肩，拉伸上半身。使骨盆紧贴垫子，抬头，看向天花板

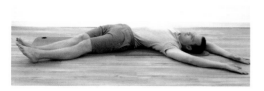

图 6.23　卧姿"半月"练习。仰卧在垫子上，伸直双腿和双臂，将双手举过头顶。双腿和双臂朝左偏，使身体呈半月形或 C 字形。寻找让身体有明显而舒适的拉伸感的姿势，保持此姿势 1 分钟。之后换另一侧重复动作

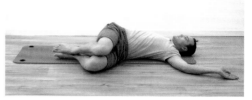

图 6.25　腰椎减压练习。仰卧在垫子上，伸展手臂并将手臂放在头两侧，呈 U 字形。屈曲双腿，向左扭转下半身。保持此姿势 30 秒。之后换另一侧重复动作。可通过增大髋关节旋转角度来提高练习强度

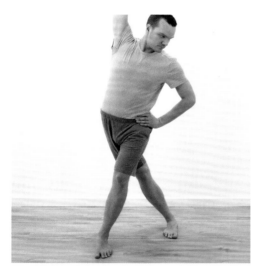

图 6.24　站姿"半月"练习。动作要领和卧姿"半月"练习相同。可将此练习进行一些变化，如交叉双腿、左右摇摆上身

特别练习
⇢ 背部活动受限

"不活动会导致（筋膜）粘连。"
——罗伯特·施莱普博士（Dr. Robert Schleip）德国乌尔姆大学筋膜研究学者

慢性背痛往往伴随背部活动受限。过去，医生常建议患者卧床休养和减少活动。如今的医学治疗，尤其是筋膜治疗，倡导更积极的治疗方法——以恢复关节囊功能、促进韧带活动、消除患者对背痛的恐惧为目的的一系列拉伸筋膜的练习。患者如果有背部活动受限的问题，应当始终进行下面介绍的特别练习。

在进行特别练习前，患者需依次完成治疗前的体测和感测（第83～84页）以及基础练习（第85～87页）。特别练习包括增强脊柱活动能力的练习（图6.26～6.29）、腰椎减压练习（图6.30和图6.31）、背部筋膜拉伸练习（图6.32和图6.33）。

最后，患者一定要记得进行治疗后的体测和感测（第84、88页）。

基础增强脊柱活动能力的练习可拉伸从双臂经背部到双腿的筋膜。

瑜伽球可用于进一步恢复脊柱的活动能力的练习。在进阶增强脊柱活动能力的练习中，每个姿势需保持1分钟，之后换另一侧继续练习。此练习可刺激关节囊，拉伸脊柱周围的肌肉和筋膜。

在完成前面的脊柱活动练习后，患者要紧接着腰椎减压练习！

①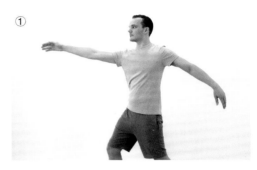

②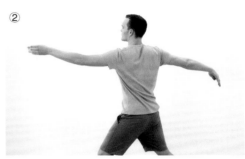

图 6.26　基础增强脊柱活动能力的练习。将右脚向前迈一步，保持右脚在前、左脚在后的状态站立。自然伸直双臂，向前摆右臂，向后摆左臂，同时向左扭转上半身。然后，向后摆右臂，向前摆左臂，同时向右扭转上半身（①）。重复动作 20～30 次。之后交换两脚位置（②），重复动作 20～30 次

第 6 章　脊柱

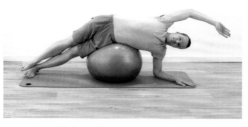

图 6.27　侧卧式进阶增强脊柱活动能力的练习。侧卧在瑜伽球上，注意不要扭转身体。找到身体的平衡状态，缓慢地、有节奏地呼吸，保持此姿势 1 分钟。之后换另一侧重复动作

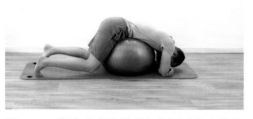

图 6.28　俯卧式进阶增强脊柱活动能力的练习。俯卧在瑜伽球上。找到身体的平衡状态，缓慢地、有节奏地呼吸，保持此姿势 1 分钟

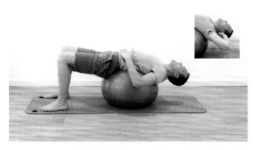

图 6.29　仰卧式进阶增强脊柱活动能力的练习。仰卧在瑜伽球上。可展开双臂，双手抱头（小图）以支撑头部并增加拉伸程度，也可双手置于腹部以保持平衡。找到身体的平衡状态，缓慢地、有节奏地呼吸，保持此姿势 1 分钟

患者可通过拉伸胸腰筋膜改善背部活动受限的问题。

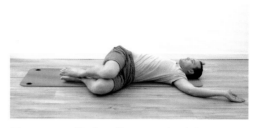

图 6.30　腰椎减压练习Ⅰ。仰卧在垫子上，伸展手臂并将手臂放在头两侧，呈 U 字形。屈曲双腿，向左扭转下半身。保持此姿势 1 分钟。之后换另一侧重复动作。可通过增大髋关节的旋转角度来提高练习强度

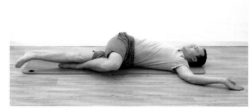

图 6.31　腰椎减压练习Ⅱ。动作与图 6.30 的动作大致相同，通过改变腿的位置，提高练习强度。伸直左腿，屈曲右腿将右腿压在左腿上，使右脚位于左腿之下。保持此姿势 1 分钟，之后换另一侧重复动作

我的临床经历

来我诊所看病的一位患者受背痛困扰多年，她一直感觉"像穿着盔甲一样"拘束。我为她安排了前面介绍的增强脊柱活动能力的练习，成功帮助她解决了背部活动受限的问题。这位患者在第二次治疗结束后的第二天早上就告诉我，她感觉身体像 10 年前一样灵活矫健。

93

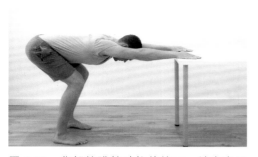

图 6.32　背部筋膜基础拉伸练习。站在桌子前，将手掌向下放在桌面上，后退 2～3 步，手掌不离开桌面。将双脚分开与肩同宽，伸直手臂，微屈双腿，伸展背部，保持背部水平。注意保持腹部放松。保持此姿势至少 1 分钟

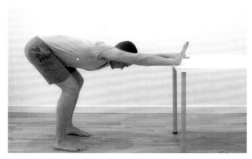

图 6.33　背部筋膜变化拉伸练习。动作与基础拉伸练习相同，但此时要向左或向右扭转上半身、保持手腕与桌面接触并立起手掌或改变屈膝程度

特别练习
→ 类坐骨神经痛

坐骨神经（图 6.34）总干位于臀大肌深面，经腿部一直延伸至足底。人们常将臀部肌肉组织深处的钝痛称为"坐骨神经痛"。坐骨神经痛还会发散至腿部。然而，臀部的疼痛不局限于坐骨神经，筋膜、肌肉、脊柱关节和椎间盘的问题都可能导致发散性疼痛，我们将这种称为"类坐骨神经痛"。下面的特别练习就是针对此类疼痛的。

在进行特别练习前，患者需依次完成治疗前的体测和感测（第 83～84 页）以及基础练习（第 85～87 页）。特别练习包括用命中靶心的疗法治疗骨盆疼痛的练习（图 6.35～6.37）、滚压练习（图 6.38～6.41）、后表线拉伸练习（图 6.42）。

最后，患者一定要记得进行治疗后的体测和感测（第 84、88 页）。

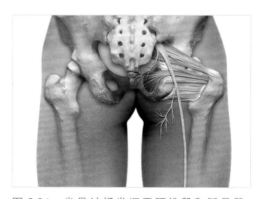

图 6.34　坐骨神经发源于腰椎段和骶骨段，与骨盆肌肉组织有紧密关联

命中靶心的疗法可以直接、高效地治疗骨盆疼痛和髋部肌肉痉挛。为找到最疼痛的点，即"靶心"，患者要选择一种治疗工具，如搋子、扫帚把、十字按摩器。利用以上工具，患者可精准地施加较大的压力。找到"靶心"后，患者最好以站姿或卧姿进行治疗。

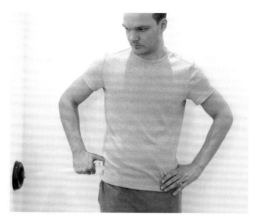

图 6.36　用命中靶心的疗法治疗骨盆疼痛的练习Ⅰ。将搋子的橡胶碗吸在平滑的墙上，使手柄垂直于墙面。将手柄的圆头对准"靶心"，身体向手柄施加压力。按压一段时间后，会感受到疼痛缓解

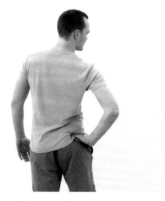

图 6.35　找到"靶心"。为了准确找出在日常生活中容易出现疼痛的部位，要施加足够的压力

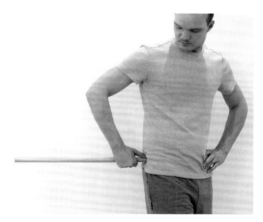

图 6.37　用命中靶心的疗法治疗骨盆疼痛的练习Ⅱ。将扫帚把垂直于墙面放置，一头对准"靶心"，另一头抵在墙上。身体向扫帚把施加压力。按压一段时间后，会感受到疼痛缓解

　　滚压练习包含基础练习中的部分滚压练习。患者在进行基础练习时就应格外注意疼痛部位，以便有针对性地进行治疗。疼痛部位通常位于腰背部、臀部、大腿、小腿。

①

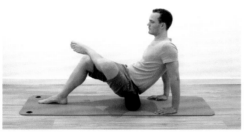

②

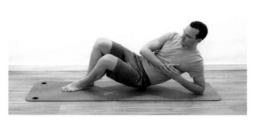

图 6.38　臀部滚压练习。如果想滚压较大的区域，可使用泡沫轴（①）。如果想有针对性地滚压疼痛部位，可使用筋膜球（②）。坐在垫子上，屈曲双腿，用双手或一侧手肘支撑身体。将泡沫轴或筋膜球置于臀部下方骶骨一侧。手臂发力，缓慢地、小幅度地移动身体，找到最敏感的位置。持续施压，直至适应这种压力。可通过将一只脚的脚踝放在另一侧的大腿靠近膝盖的位置，提高练习强度

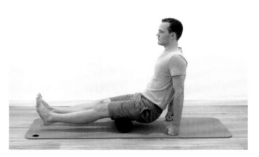

图 6.39　腰椎滚压练习。仰卧在垫子上，屈曲双腿，抬起上半身，将泡沫轴置于腰椎下方。腿部发力前后移动身体，缓慢滚压腰椎。为更好地滚压到腰椎两侧的肌肉群，可分别向两侧轻微扭转上半身，改变腰椎与泡沫轴的接触位置

图 6.40　大腿后侧滚压练习。坐在垫子上，伸直双腿，将双手放在身体后方撑地。将泡沫轴置于大腿下方，手臂发力前后移动身体，缓慢滚压大腿后侧。可根据实际情况调整练习强度

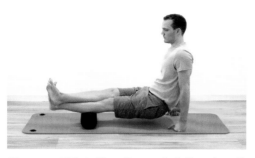

图 6.41 腓肠肌滚压练习。坐在垫子上，伸直双腿，将双手放在身体后方撑地。将泡沫轴置于左侧小腿下方，并将右侧小腿搭在左侧小腿上。手臂发力前后移动身体，缓慢滚压左侧的腓肠肌，之后换另一侧重复动作。可根据实际情况调整练习强度

在治疗类坐骨神经痛时，拉伸筋膜链的主要目的是有针对性地缓解神经压迫的情况。在拉伸时，大腿或腓肠肌应有轻微的牵拉感。

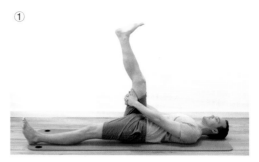
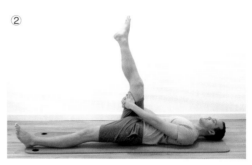

图 6.42 后表线拉伸练习。仰卧在垫子上，伸直双腿，向上抬右腿，用双手抱住右侧大腿（①）。之后换另一侧重复动作。为了拉伸外踝，可将脚背绷直（②），使踝关节骨旋，此时，右侧小腿、脚踝或整个右腿会有明显拉伸感。可根据实际情况调整练习强度

特别练习
→ 腰椎过度前凸

人体的脊柱呈自然的双 S 形，其中腰椎段明显向前凸（图 6.43）。然而，有的人会因腰椎过度前凸而产生腰痛。这是由髋部的屈肌缩短或腰椎附近的肌肉组织过度紧张等原因造成的。为了矫正过度前凸的腰椎，患者可进行下面介绍的特别练习。

在进行特别练习前，患者需依次完成治疗前的体测和感测（第 83 ~ 84 页）以及基础练习（第 85 ~ 87 页）。特别练习包括髋部屈肌滚压练习（图 6.44）、腰椎滚压练习（图 6.45）、弹性练习（图 6.46 和图 6.47）、"砍柴"练习（图 6.48）。

最后，患者一定要记得进行治疗后的体测和感测（第 84、88 页）。

腰椎滚压练习一方面可促进腰肌活动，另一方面也可舒展腰部筋膜。

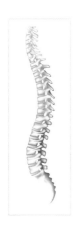

图 6.43　自然的双 S 形脊柱侧面观。直立时，腰椎总是向前凸，这也被称为腰椎生理性前凸

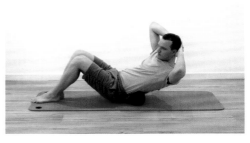

图 6.45　腰椎滚压练习。仰卧在垫子上，屈曲双腿，抬起上半身，将泡沫轴置于腰椎下方。腿部发力前后移动身体，缓慢滚压腰椎。为更好地滚压到腰椎两侧的肌肉群，可分别向两侧轻微转动上半身，改变腰椎与泡沫轴的接触位置

腰椎过度前凸的患者应滚压髋部。进行下面的练习时，患者的骨盆会微微向前倾，有助于矫正腰椎过度前凸。

针对腰椎过度前凸，弹性练习可提高腰部筋膜的韧性和弹性，并缓解腰部活动受限的问题。患者可以进行徒手或负重的弹性练习。

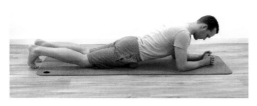

图 6.44　髋部屈肌滚压练习。俯卧在垫子上，用前臂、膝盖和双脚支撑身体，将手肘置于腋窝正下方。将一个比网球略大的筋膜球置于大腿下方。手臂发力前后移动身体，使筋膜球滚压膝盖到髂嵴的区域。可根据实际情况调整练习强度

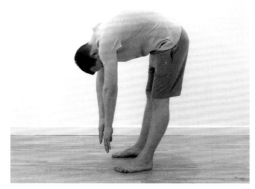

图 6.46　基础弹性练习。将双脚分开与肩同宽，伸直双腿。迅速向前弯腰，伸直手臂将指尖尽量向下伸。背部产生明显的拉伸感后，立刻直起上半身。重复动作 15 ~ 20 次，然后原地踏步放松身体

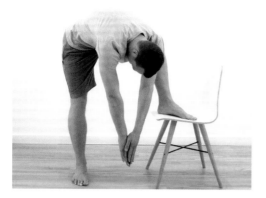

图 6.47　进阶弹性练习。侧身站在凳子或椅子旁，将左脚放在上面，伸直右腿并站稳。弯腰，交叠双手，随上半身的动作向下伸展手臂。将指尖尽量向下伸，直到背部产生轻微的拉伸痛后，立刻直起上半身。之后换另一侧重复动作

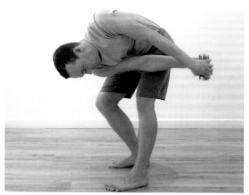

图 6.48　"砍柴"练习。站在地上，将双脚分开与肩同宽，微屈双腿，用双手拿起一个 0.5 ~ 1 kg 的哑铃，将哑铃举到头后，此为起始姿势。先将哑铃从头后向前、向下摆，随之弯腰。动作要一气呵成。之后再将哑铃向上、向后摆，身体恢复起始姿势。重复动作 10 ~ 15 次。可加入变化动作，如将哑铃从头后向前方摆时，不将哑铃向正前方摆，而向左前方或右前方摆

特别练习

⇢ 脊柱侧弯

　　无论是从前面还是从后面观察，脊柱都几乎是直的。脊柱侧弯（图 6.49）指从前面或后面观察，脊柱呈 S 形，处于发育期的儿童和青少年常有此问题。脊柱侧弯常常无法找到准确原因（即"特发性脊柱侧弯"）。凹陷一侧的肌肉、筋膜等会缩短，患者有时会感到疼痛。除了骨科治疗外，筋膜治疗也能够矫正脊柱侧弯，放松缩短的肌肉和筋膜。治疗师和患者要先了解脊柱节段向哪一侧弯。

　　患者需先依次完成治疗前的体测和感测（第 83 ~ 84 页）以及基础练习（第 85 ~ 87 页），再进行针对脊柱侧弯的特别

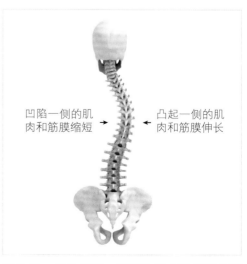

凹陷一侧的肌肉和筋膜缩短　　凸起一侧的肌肉和筋膜伸长

图 6.49　脊柱侧弯。缩短的肌肉和筋膜位于凹陷一侧

练习，即凹陷一侧滚压练习（图6.50和图6.51）。

最后，患者一定要记得进行治疗后的体测和感测（第84、88页）。

患者可使用泡沫轴或筋膜球，以便有针对性地滚压脊柱凹陷一侧缩短的肌肉和筋膜。患者可以非常好地滚压到腰椎、胸椎和二者的连接处。

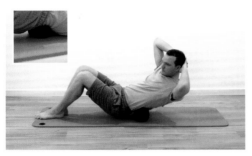

图6.50　腰椎凹陷一侧滚压练习。仰卧在垫子上，屈曲双腿，抬起上半身，将泡沫轴置于腰椎凹陷一侧的下方（小图为使用筋膜球）。腿部发力前后移动身体，缓慢滚压腰椎凹陷一侧，滚压2～3分钟

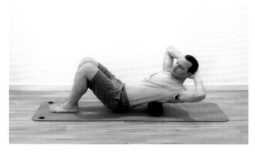

图6.51　胸椎凹陷一侧滚压练习。仰卧在垫子上，屈曲双腿，抬起上半身。将泡沫轴置于胸椎凹陷一侧的下方。腿部发力前后移动身体，缓慢滚压胸椎凹陷一侧，滚压2～3分钟

6.2 颈椎

颈椎由7块椎骨组成，颈椎关节使头部有很大的活动空间，有利于头部的感觉器官，如眼睛、鼻子、嘴等发挥作用，更好的察觉到周围所发生的事情。第一颈椎又称寰椎，其英文名Atlas取自希腊神话中支撑天空的泰坦巨神阿特拉斯（Atlas）——第一颈椎直接承受头部的重量，可见寰椎的英文名恰如其分。颈椎能够使头部始终保持端正。颈部疼痛（图6.52）和痉挛很常见，对久坐族而言尤为普遍。患者如果通过此处介绍的颈椎针对性练习无法缓解疼痛，就要认真地进行全身的体测，先治疗在体测过程中感觉到疼痛的区域。实际治疗需按照"四部曲"的顺序进行。

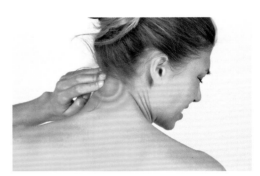

图6.52　颈部发生疼痛的典型位置

颈椎治疗"四部曲"

1. 治疗前的体测和感测
2. 基础练习
3. 特别练习
4. 治疗后的体测和感测

6.2.1 颈椎治疗实践

步骤 1: 治疗前的体测和感测

患者进行体测, 完成图 6.53 ~ 6.55 所示的动作。

患者在进行体测的同时进行感测, 留意身体的感受。

› 何时感到颈肩痛? 颈肩痛是在静止状态就会出现, 还是在做特定动作时出现?

› 颈肩部左右扭转的程度是否一致?

› 是否感到颈肩部肌肉僵硬和痉挛? 指出出现上述症状的区域。

› 是否不能顺利完成一些动作?

› 在做动作时颈肩关节是否会发出咔咔声?

› 指出疼痛的位置。

进行体测时需要完成的动作

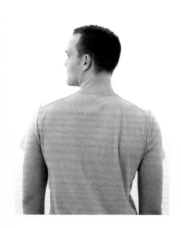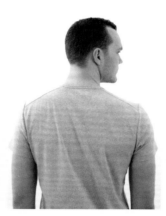

图 6.53　向左和向右转头, 看向自己的肩膀。最大程度地将头向左右两侧扭转, 身体保持不动

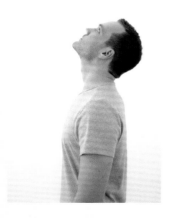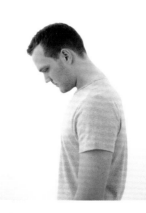

图 6.54　最大程度地抬头, 然后最大程度地将下巴向胸口贴近

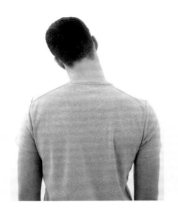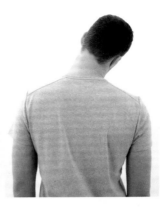

图 6.55　左耳向左肩贴近，右耳向右肩贴近。注意不要耸肩

> 做动作时是否出现头痛?

> 直立，从后脑勺开始，从上往下、一节一节地感受颈椎。哪些部位感到不适、僵硬或疼痛?

> 要记住治疗前体测的感受，以便与治疗后体测的感受进行对比。

步骤 2：基础练习

上背部和颈肩部的疼痛和肌肉痉挛是患者向医生或治疗师寻求帮助的最常见原因之一。除了久坐和不良坐姿之外，压力和负面情绪也是颈肩痛的诱因之一。基础练习（图 6.56 ～ 6.59）主要锻炼颈肩部的肌肉、筋膜和关节。

提示

命中靶心的疗法对施压的准确性和力度有很高的要求，因此建议由有资质的、经验丰富的医生或治疗师进行此项治疗。

步骤 3：特别练习

见第 104 ～ 106 页。

步骤 4：治疗后的体测和感测

患者重新完成图 6.53 ～ 6.55 所示的动作，进行体测和感测。

> 疼痛感是否有所变化? 疼痛出现得更早还是更晚?

> 颈肩部的肌肉僵硬和痉挛是否有所缓解?

> 是否仍不能顺利完成一些动作?

> 颈肩关节发出的咔咔声是否变小?

> 指出疼痛的位置。

> 做动作时是否仍出现头痛?

> 直立，从后脑勺开始，从上往下、一节一节地感受颈椎。尤其要注意之前感到不适、僵硬或疼痛的部位。这些部位的感觉是否变好?

> 注意出现的积极变化，将其"存储"在大脑里。

治疗后可能出现的积极变化

> 疼痛有所缓解。
> 痉挛有所缓解。

基础练习

患者可通过颅底放松练习来治疗颈肩痛。

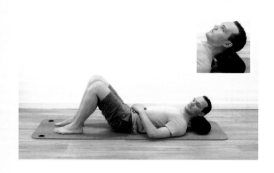

图 6.56　颅底放松练习。仰卧在垫子上，将泡沫轴置于后脑勺下方寰椎的位置（小图）。保持均匀的呼吸，放松身体，向两侧转头，分别扭转 10 次。可在扭转的一侧做头部小幅绕圈动作

命中靶心的疗法不仅可用于治疗腰背痛，还可用于治疗颈肩痛和头痛。颈肩部的肌肉僵硬和痉挛会影响颈肩部的活动能力，并导致头痛。可使用命中靶心的疗法，有的放矢地治疗问题部位。"靶心"的疼痛常常会发散至头部、整个颈肩部或手臂。在按压的过程中，如果感到手臂发痒或麻木，应变换按压部位，以避免臂丛神经受刺激过度造成不良影响。

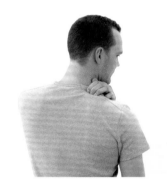

图 6.57　找到"靶心"。为了准确找出在日常生活中容易出现疼痛的部位，要施加足够的压力

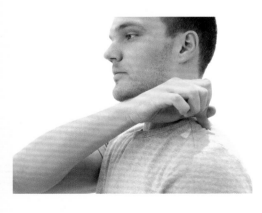

图 6.58　用命中靶心的疗法治疗颈肩痛的练习 I。向小面积区域施加较大的压力是非常必要的，这只能借助于治疗工具。将治疗工具对准"靶心"，施加尽可能大的压力。按压一段时间后，会感受到疼痛缓解。可通过增大压力或改变施压角度，进一步刺激"靶心"。按压 1 ~ 2 分钟为宜

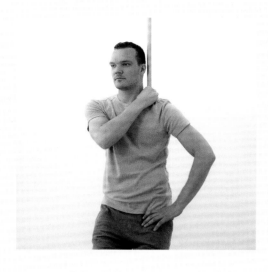

图 6.59 用命中靶心的疗法治疗颈肩痛的练习 II。这一变化练习看起来很简单，但效果非常好，患者无须花费巨大力气就可准确并持续地施加较大的压力。直立站好，将扫帚把的一头对准"靶心"，另一头抵住天花板。肩部发力将扫帚把向上顶，施加较大的压力。按压一段时间后，会感受到疼痛缓解。也可仰卧在垫子上，屈曲双腿，将扫帚把一头对准"靶心"，另一头抵住墙，注意保持扫帚把水平。双腿发力将扫帚把向墙一侧推，准确地向"靶心"施加压力。一段时间后，会感受到疼痛缓解以及肌肉的放松。可通过增大压力或改变施压角度，进一步刺激"靶心"。按压 1 ~ 2 分钟为宜

6.2.2 针对颈椎的特别练习

特别练习
⇢ 颈肩部肌肉痉挛和活动受限

和腰痛一样，颈肩痛也属于原因不明的疼痛之一。在紧张状态下，神经递质会引起筋膜的收缩（第 14 页）。精神压力尤其会影响颈肩部的筋膜。久坐人群特别容易出现颈肩部肌肉痉挛和活动受限。下面介绍的特别练习非常适合在工作时进行，可以有效地缓解以上问题。

在进行特别练习前，患者需依次完成治疗前的体测和感测（第 101 ~ 102 页）以及基础练习（第 103 ~ 104 页）。特别练习包括颈部弹性练习（图 6.60）、颈肩部滚压练习（图 6.61）。

最后，患者一定要记得进行治疗后的体测和感测（第 101 ~ 102 页）。

韧带在颈肩部的活动中发挥着尤为重要的作用。患者可将增强筋膜韧性和弹性的弹性练习稍加变化（如降低练习强度、减小动作幅度）应用于颈肩部。

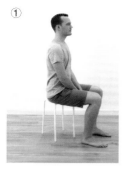

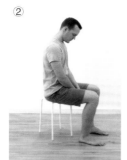

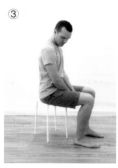

患者可利用筋膜球有针对性地滚压颈肩部。要向筋膜球施加较大的压力。

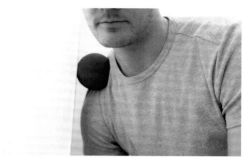

图6.61　颈肩部滚压练习。站在门框前，将筋膜球夹在门框和颈肩部之间。向筋膜球持续施加较大的压力，力度以感到舒适为宜。用筋膜球缓慢滚压1～2分钟，在较为紧张和敏感的部位多停留一置会儿，直到适应压力。练习持续1～2分钟

图6.60　颈部弹性练习。坐正，使头部和脊柱处于一条垂直于地面的直线上，保持肩膀和手臂放松（①），此为起始姿势。将头向前倾，使下巴贴近胸口，直至颈部有轻微拉伸感（②）。想象自己的背部有一根橡皮筋，靠橡皮筋回弹的力量抬头，恢复到起始姿势。动作不要过快，练习的重点在于"回弹"，不要靠颈部肌肉的发力使头部复位。如果疼痛没有加剧，可进行进阶练习（③），即向左前方和右前方低头后复位

特别练习

⇢ 颈椎间盘突出症、颈椎管狭窄和颈椎骨关节炎

　　椎间盘突出、椎管狭窄和骨关节炎有一个共同点：会压迫神经根，从而引起发散至手臂的疼痛。下面介绍的特别练习旨在缓解和解除对神经根的压迫，放松脊椎。

　　在进行特别练习前，患者需依次完成治疗前的体测和感测（第101～102页）以及基础练习（第103～104页）。特别练习包括颈部减压练习（图6.62）、手臂线拉伸练习（图6.63）。

　　最后，患者一定要记得进行治疗后的

体测和感测（第101 ～ 102页）。

尽管颈部减压练习看起来与基础练习中的颅底放松练习颇为相似，但两者有一定差别。颅底放松练习锻炼的是头后小直肌，而颈部减压练习的目的是放松颈部上部的关节，为颈部减压。

下面介绍的手臂线拉伸练习不仅可以拉伸筋膜链，还可以促进臂丛神经与周围软组织之间的滑动。除了可用于治疗颈部疼痛外，此练习也可用于治疗手臂和肩膀的不适、疼痛和麻木。

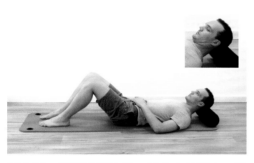

图6.62　颈部减压练习。仰卧在垫子上，将泡沫轴置于后脑勺处，颈部不接触泡沫轴。用头向泡沫轴施加少许压力（使出一二成力气即可）。保持压力不变，做小幅度点头的动作（小图），使下巴缓缓贴近胸部。重复动作10次

名人轶事

整骨疗法的创始人安德鲁·泰勒·斯提耳在孩童时期无意中将后脑勺放在拴在两棵树之间的绳索上，并在这一姿势下睡着了。醒来后，他发现之前反复发作的头痛消失了。后来，他将这件事称作"整骨疗法的首次实施"。

如今我们知道，按摩寰椎及其周围区域可消除头痛，并且头痛不易复发。

①

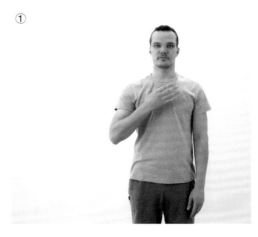

②

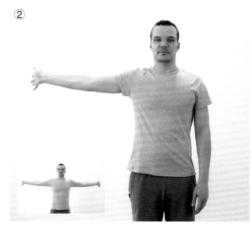

图6.63　手臂线拉伸练习。直立站好，将右手放在胸前，自然屈曲右侧手肘，保持左侧手臂放松，自然下垂（①），此为起始姿势。展开右侧手臂，使之垂直于身体。向后翻手掌，使指尖指向后方（②）。此时颈部和手臂会产生轻微牵拉痛，重复动作10 ～ 15次。之后换另一侧重复动作。可同时展开双臂（②小图），以提高练习强度

6.3 胸椎

胸椎由 12 块椎骨组成，每块椎骨通过软骨分别连接一对肋骨。胸椎相当坚硬，用于保护最重要的内脏。此外，胸椎通过致密的结缔组织与肩膀及双臂相连。尽管胸椎向后微凸是自然现象，但是过度后凸就会导致驼背等问题。

胸椎和胸腔疼痛（图 6.64）非常普遍，可能伴随肩部肌肉紧张和痉挛、无法正常呼吸、肋骨的压迫感等。轻微的胸椎或胸腔疼痛也可能是心、肺、食管等器官出现严重问题的征兆。实际治疗需按照"四部曲"的顺序进行。

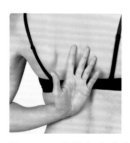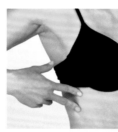

图 6.64　胸椎和胸腔疼痛的典型位置

提示

若有胸腔疼痛的症状，要及时就医。

胸椎治疗"四部曲"

1. 治疗前的体测和感测
2. 基础练习
3. 特别练习
4. 治疗后的体测和感测

6.3.1 胸椎治疗实践

步骤 1：治疗前的体测和感测

患者进行体测，完成图 6.65 ~ 6.69 所示的动作。

患者在进行体测的同时进行感测，留意身体的感受。

> 哪些动作会引起背痛？背痛是在静止状态就会出现，还是只在做特定动作时出现？

> 指出疼痛的位置。

> 疼痛是在胸腔内，还是在胸腔外？

> 是否感到呼吸不畅？

> 背部活动能力如何，患者朝左右扭转或侧弯的程度是否一致？

> 从整体上留意疼痛、活动受限、不稳定感以及其他感受。

> 直立，从下往上、一节一节地感受胸椎。哪些部位感到不适、僵硬或疼痛？

> 记住治疗前体测的感受，以便与治疗后体测的感受进行对比。

进行体测时需要完成的动作

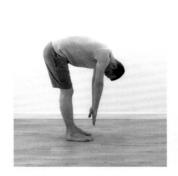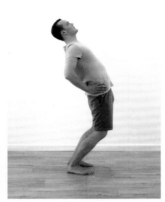

图 6.65　站在地上，略微分开双脚，伸直双腿，最大程度地向前弯腰，伸直手臂，指尖向下够脚面。然后站在地上，最大程度地向后仰，使背部伸展

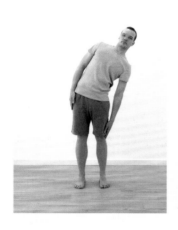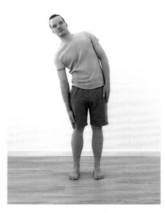

图 6.66　站在地上，略微分开双脚，将双手紧贴两侧大腿外侧，向左右弯腰，随之在大腿外侧上下滑动双手

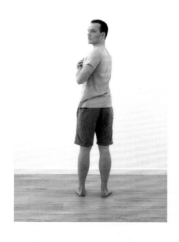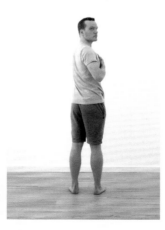

图 6.67　站在地上，略微分开双脚，将双手交叠在胸前，最大程度地左右扭转腰部，在这个过程中双脚保持不动

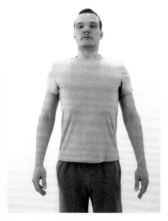 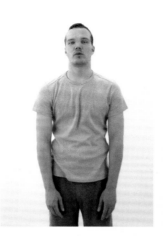

图 6.68 最大程度地吸气和呼气

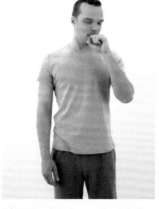

图 6.69 深呼吸，然后咳嗽

步骤 2：基础练习

针对胸椎和胸腔疼痛的基础练习（图 6.70 ~ 6.76）由拉伸整条后表线的滚压练习组成。除拉伸筋膜链外，基础练习也可增强脊椎的活动能力。使用筋膜球或花生球的强化练习对于胸椎的特定区域是很有好处的。

步骤 3：特别练习

见第 112 ~ 115 页。

步骤 4：治疗后的体测和感测

患者重新完成图 6.65 ~ 6.69 的动作，进行体测和感测。

› 哪些动作仍会引起背痛？背痛是在静止状态就会出现，还是只在做特定动作时出现？

› 指出疼痛的位置。

› 疼痛是在胸腔内，还是在胸腔外？

› 是否感到呼吸更顺畅？

› 背部活动能力是否有所提高，朝左右扭转或侧弯的程度是否一致？

› 疼痛、活动受限、不稳定感以及其他感受是否有变化？

› 直立，从下往上、一节一节地感受胸椎。哪些部位之前感到不适、僵硬或疼痛，现在感觉更放松？

› 注意可能出现的积极变化，并将其"存储"在大脑里。

治疗后可能出现的积极变化

› 能更自由地活动，疼痛有所缓解。

› 能更自由地呼吸。

› 脊柱比以前更轻松。

› 疼痛整体上有所缓解。

基础练习

下面的练习针对整条后表线。患者要专心地进行滚压练习，并留意哪些是尤其需要治疗的部位（根据治疗前的感测）。随着经验的增加，患者可提高某些部位的练习强度，同时降低其他部位的练习强度。

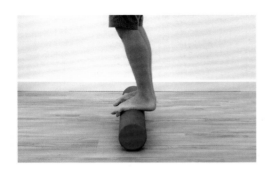

图 6.70　杂技熊练习。将双脚踩在泡沫轴上，如果有需要，可用手扶墙支撑身体。像马戏团里表演杂技的熊一样，缓慢地滚动脚下的泡沫轴，身体随之缓慢前后移动

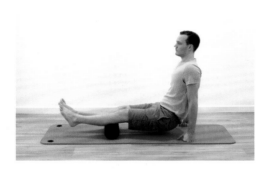

图 6.71　腓肠肌滚压练习。坐在垫子上，伸直双腿，将双手放在身体后方撑地。将泡沫轴置于小腿下方。手臂发力前后移动身体，缓慢滚压两侧的腓肠肌。可根据实际情况调整练习强度

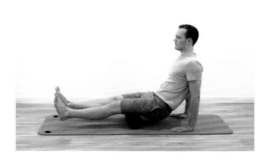

图 6.72　大腿后侧滚压练习。坐在垫子上，伸直双腿，将双手放在身体后方撑地。将泡沫轴置于大腿下方，手臂发力前后移动身体，缓慢滚压大腿后侧。可根据实际情况调整练习强度

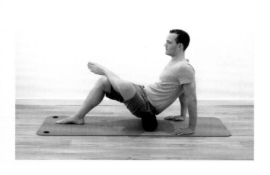

图 6.73　臀部滚压练习。坐在垫子上，屈曲双腿，用双手支撑身体。将泡沫轴置于臀部下方靠近骶骨的位置。手臂发力，缓慢地、小幅度地前后移动身体，找到最敏感或紧张的位置。可将一只脚的脚跟放在另一侧大腿靠近膝盖的位置，以提高练习强度。持续施压，直至适应这种压力

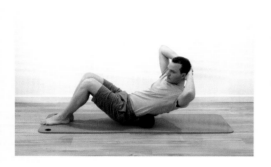

图 6.74　腰椎滚压练习。坐在垫子上，屈曲双腿，抬起上半身，将泡沫轴置于腰椎下方。腿部发力前后移动身体，缓慢滚压腰椎。为更好地滚压腰椎两侧的肌肉群，可分别向两侧轻微扭转上半身，改变腰椎与泡沫轴的接触位置

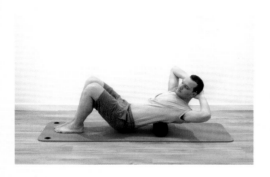

图 6.75　胸椎滚压练习 I 。仰卧在垫子上，屈曲双腿，抬起上半身，将泡沫轴置于胸椎之下。双腿发力前后移动身体，缓慢滚压胸椎。可将双手交叠放在胸前，或置于脑后。为更好地滚压到胸椎两侧的肌群，可分别向两侧轻微扭转上半身，改变胸椎与泡沫轴的接触位置。还可用中等大小的筋膜球代替泡沫轴

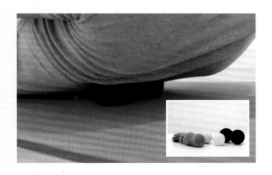

图 6.76　胸椎滚压练习 II 。将两个网球放在一只袜子里，将网球（或花生球，见小图）放在胸椎下方，使两球分别接触胸椎的左右两侧，棘突正好位于两球之间的空隙。与使用泡沫轴的滚压练习相似，需腿部发力前后移动身体，缓慢地滚压胸椎

6.3.2 针对胸椎的特别练习

特别练习

⇢ 呼吸时有压迫感、胸腔前后侧疼痛

胸椎和肋骨关节活动受限可能引起呼吸时有刺痛感或压迫感。下面介绍的特别练习可改善关节的活动能力。

在进行特别练习前，患者需依次完成治疗前的体测和感测（第107 ~ 109页）以及基础练习（第110 ~ 111页）。特别练习包括增强胸椎和肋骨关节活动能力的练习（图6.77）、胸椎滚压练习（图6.78 ~ 6.80）、胸肌滚压练习（图6.81）、胸肌拉伸练习（图6.82）、发球式投掷练习（图6.83）、膈肌放松练习（图6.85）、腹式呼吸练习（图6.86）。

最后，患者一定要记得进行治疗后的体测和感测（第108 ~ 109页）。

针对用泡沫轴很难滚压到的区域，患者可使用筋膜球进行滚压。

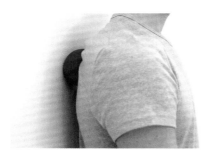

图6.77 增强胸椎和肋骨关节活动能力的练习。背靠墙站立，将筋膜球放在胸椎稍微偏向左侧或右侧的位置。双腿发力上下移动身体，滚压胸椎的各个区域，在特别敏感的位置多停留一会儿

提示

胸腔疼痛和呼吸问题须经医生诊断后方可进行自我治疗！

名人轶事

整骨疗法的创始人安德鲁·泰勒·斯提耳在战争中遭遇了意外事故。他的胸骨撞到了马鞍上，十多年来，他饱受心律失常问题的困扰。他利用结实的棒球增强胸椎和肋骨关节的活动能力，成功摆脱心律失常的困扰，直至他去世心率失常都没有再出现。

在进行胸椎滚压练习时，无经验的患者应从站立的姿势开始练习，有经验的患者可采用仰卧的姿势进行练习。患者要以不同的方式滚压胸椎，变换手臂姿势。进行练习时，患者可能听到咔咔声，这是活动受限的胸椎以这种方式得到释放。据猜测，咔咔声可能是关节中的小气泡爆裂产生的。有人认为小气泡频繁爆裂可能磨损关节囊并对关节不利，但这一说法至今尚未得到证实。

针对肩胛骨之间特别疼痛的区域，可使用网球（或花生球）进行滚压。

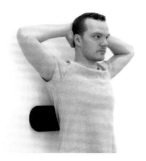

图 6.78 胸椎滚压练习 I。靠墙站立，将泡沫轴横放在胸椎与墙之间。双腿发力上下移动身体，缓慢滚压胸椎。为更好地滚压到胸椎两侧的肌肉群，可分向两侧轻微扭转上半身，改变胸椎与泡沫轴的接触位置

①

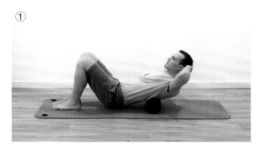

②

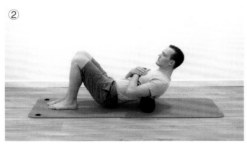

图 6.79 胸椎滚压练习 II。仰卧在垫子上，屈曲双腿，将泡沫轴横放在胸椎之下。双腿发力前后移动身体，缓慢滚压胸椎。可双手抱头，展开双臂（①），提高练习强度。也可将双臂放在胸前（②），降低练习强度

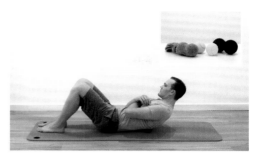

图 6.80 胸椎滚压练习 III。此练习可有效增强。将两个网球放在一只袜子里，将网球（或花生球，见小图）放在胸椎下方，使两球分别接触胸椎的左右两侧，棘突正好位于两球之间的空隙。与使用泡沫轴的滚压练习相似，此练习需双腿发力，缓慢地滚压胸椎

胸腔疼痛也可能与胸肌的损伤有关，因此需使用筋膜球或小型泡沫轴滚压胸肌，解除筋膜粘连和肌肉痉挛。

① ②

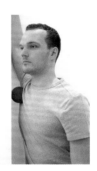

图 6.81 胸肌滚压练习。用左手按压筋膜球，向右侧胸部至上臂区域施加强烈而均匀的压力，在较敏感的位置多停留一会儿（①）。也可侧身靠墙站立，将一只手臂举高，以便用胸部将筋膜球抵在墙上（②）。来回移动身体，保持压力不变，在较敏感的位置多停留一会儿。之后换另一侧重复动作

胸肌拉伸练习有助于缓解胸椎和胸腔疼痛。

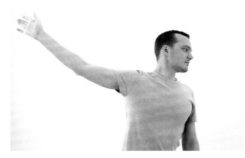

图 6.82 胸肌拉伸练习。以大跨步姿势站立，右脚在前，向右扭转上半身。举起右臂向后伸展。可变换姿势调整练习强度。之后换另一侧重复动作

《自然》上发表的一篇文章指出，筋膜在投掷动作中发挥了极大的作用。因此，患者可以通过投掷练习进行筋膜治疗，要注意投掷前的反向动作（上半身向后摆）。投掷练习可一人单独进行，但最好两人一组进行。可通过增加球的重量、提高反向动作幅度等方式提高练习强度。

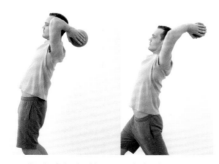

图 6.83 发球式投掷练习。站在地上，用双手持球，然后将球投出。摆臂时，向后倾上半身，但不要将腰椎猛地向前突。练习时一定要小心。可向前跨一步（右图），再将球投出。重复动作 20 ～ 30 次

膈肌（图 6.84）是人体最主要的吸气肌，是近似拱顶形的肌板，位于胸腔和腹腔之间。吸气时，膈肌收缩，拱顶下降变平，肺部因此充满空气，腹部器官充分活动。肾脏在深呼吸时上下运动的幅度多达 13 厘米。膈肌的正常收缩和舒张可促进消化、淋巴循环和静脉血回流。作为大型肌肉，膈肌也有保持体态和胸腔形状的作用。因此，锻炼膈肌很重要。

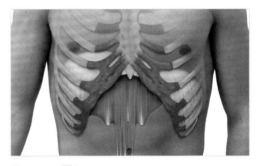

图 6.84 膈肌

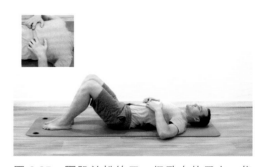

图 6.85 膈肌放松练习。仰卧在垫子上，将卷起的毛巾或毯子放在胸椎下方，卷起的毛巾或毯子与前肋弓同高。屈曲双腿，将双手手指勾入肋弓下方（小图），深深地吸气和呼气

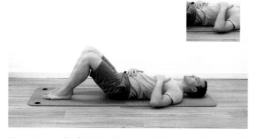

图 6.86　腹式呼吸练习。仰卧在垫子上，屈曲双腿，将一只手放在腹部，另一只手放在胸部。感受呼吸时腹部和胸部的变化。吸气时腹部隆起，呼气时腹部下凹（小图）。尝试增加吸气时腹部的隆起程度。可深呼吸 6 ～ 8 次

我的临床经历 1

　　胸痛（严重时可扩散至手臂）可能是严重心脏疾病的先兆。定期来我诊所的患者中有几位有这样的症状，尽管后来排除了心肺疾病的可能性，但疼痛仍然存在。在这些病例中，颈部和胸部的筋膜损伤常常是引起疼痛的原因。

　　患者发现自身出现可能预示心脏问题的症状时，一定要首先找医生诊断！

我的临床经历 2

　　一位女患者让我了解了膈肌的其他重要意义。她患有原因不明的背痛，在大量活动及久坐后，胸椎中央会产生刺痛。由于患者接受了多次常规医学治疗，情况没有任何好转，我尝试了一种新的疗法，即锻炼她的膈肌，让她进行不同的呼吸练习。出乎意料的是，疼痛很快便有所缓解。造成背痛的原因是膈肌的功能障碍。

6.4 骶髂关节

　　骶髂关节位于腰背部深处，是脊柱和下肢的连接点。骶骨与两块髂骨共同构成骨盆带，骶骨像拱门的拱顶石一样夹在两块髂骨中间。骶髂关节疼痛（图 6.87）通常伴随腰背部和臀部疼痛出现，疼痛或发散至双腿。实际治疗需按照"三部曲"的顺序进行。

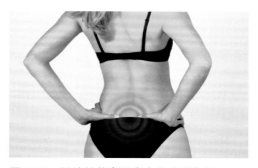

图 6.87　骶髂关节出现疼痛的典型位置

骶髂关节治疗"三部曲"

1. 治疗前的体测和感测
2. 针对骶髂关节不适的治疗
3. 治疗后的体测和感测

步骤 1：治疗前的体测和感测

　　患者进行体测，完成图 6.88 ～ 6.90 所示的动作。

　　患者在进行体测的同时进行感测，留意身体的感受。

　　> 何时感到腰背痛？腰背痛是在静止状态就会出现，还是只在做特定动作时出现？

　　> 指出疼痛的位置。

进行体测时需要完成的动作

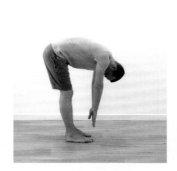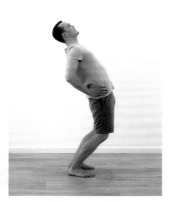

图 6.88　站在地上，双脚微分，伸直双腿，最大程度地向前弯腰，伸直手臂，指尖向下够脚面。然后站在地上，最大程度地向后仰，使背部伸展

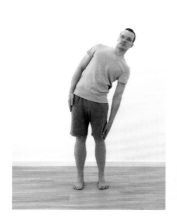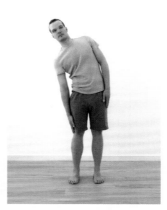

图 6.89　站在地上，略微分开双脚，将双手紧贴两侧大腿外侧，向左右弯腰，随之在大腿外侧上下滑动双手

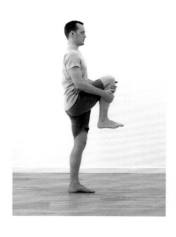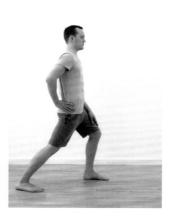

图 6.90　站在地上，尽可能地将右侧膝盖往胸部牵拉，之后换另一侧重复动作

> 是否感到骨盆阻滞？

> 是只感到腰背痛，还是感到双腿也有疼痛感？

> 从整体上留意疼痛、活动受限、不稳定感及其他感受。

> 直立，从尾骨开始，从下往上、一节一节地感受脊柱。哪些部位感到不适、僵硬或疼痛？

> 记住治疗前体测的感受，以便与治疗后体测的感受进行对比。

步骤 2：针对骶髂关节不适的治疗

针对骶髂关节不适的治疗（图 6.91 ~ 6.95）未划分为基础练习和特别练习。

步骤 3：治疗后的体测和感测

患者重新完成图 6.88 ~ 6.90 所示的动作，进行体测和感测。

> 哪些动作还会引起腰背痛？疼痛是在静止状态就会出现，还是只在做特定动作时出现？

> 指出疼痛的位置。

> 是否感觉骨盆比之前更灵活？

> 腰背部或双腿的感觉是否有所变化？

> 疼痛、活动受限、不稳定感以及其他感受是否有所变化？

> 直立，从尾骨开始，从下往上、一节一节地感受脊柱。哪些部位之前感到不适、僵硬或疼痛，现在感觉更放松？

> 注意可能出现的积极变化，并将其"存储"在大脑里。

治疗后可能出现的积极变化

> 能更自由地活动。
> 不再感到骨盆阻滞。
> 疼痛有所缓解。

针对骶髂关节不适的治疗

滚压练习不仅能治疗骶髂关节不适，同时也可增强骶髂关节的活动能力。

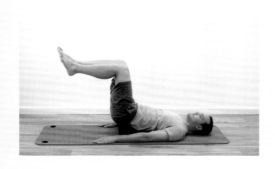

图 6.91　骶髂关节滚压练习 I。仰卧在垫子上，将泡沫轴横放在骨盆下方。屈曲并抬起双腿，在手臂不发力的情况下将双腿往胸腔方向牵拉，直至泡沫轴正好滚动至骶骨下方，此为起始姿势。然后使双腿往回运动，直到大腿与上半身成 90°。练习中注意不要顶胯

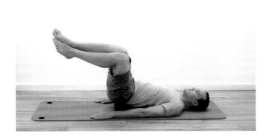

图 6.92　骶髂关节滚压练习Ⅱ。起始姿势与练习Ⅰ相同，但要将双腿分别向左或向右偏移，注意不要将双腿的重量过于向两侧转移，保持背部紧贴垫子。重复动作 10 次，然后分别在身体重量所偏移的一侧做膝盖小幅绕圈动作，绕 3 ～ 4 圈。之后换另一侧重复动作

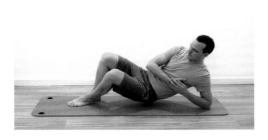

图 6.93　臀部滚压练习。最好用网球大小的筋膜球进行滚压。仰卧在垫子上，屈曲双腿，将双手交叠放在胸前，用左侧手肘支撑身体。将筋膜球置于臀部下方靠近骶骨的位置。向右扭转上半身，转移身体重心使筋膜球在骶骨附近滚动，用右侧手肘支撑上身。通过上半身的左右扭转找出最敏感的位置，向该位置施加较大的压力，直至适应这种压力

　　骨盆的阻滞感通常是由局部肌肉僵硬导致的，对此，命中靶心的疗法是很好的治疗手段。患者要使用治疗工具，以便找到髋部最疼痛的点（即"靶心"）。最好采用仰卧姿势或站姿进行治疗。命中靶心的疗法的重点是准确找到"靶心"，施加足够的压力。

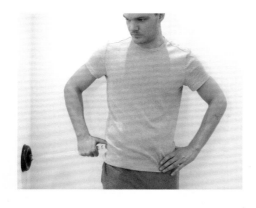

图 6.94　用命中靶心的疗法治疗骨盆疼痛的练习。将撅子的橡胶碗吸在平滑的墙上，使手柄垂直于墙面。将手柄的圆头对准"靶心"，身体向手柄施加压力。按压一段时间后，会感受到疼痛缓解

患者使用命中靶心的疗法治疗骶髂关节的不适后，要用减压练习来放松。

①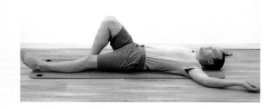

②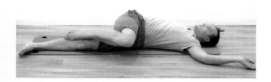

图 6.95　骶髂关节减压练习。仰卧在垫子上，屈曲右腿，伸直左腿，伸展手臂并将手臂分别放在头部两侧，呈 U 字形，此为起始姿势（①）。向左扭转下半身，使右腿压在左腿上（②）。保持此姿势 30 秒，可通过改变腿的位置来提高练习强度。之后换另一侧重复动作

第 7 章　上肢：从肩部到手部

人类几乎所有的活动都要用到上肢。上肢的疼痛和不适很常见且原因繁多。

7.1 肩部

肩关节是人体活动范围最大的关节，肩部的活动能力取决于肩部肌肉和韧带的状态。除了肩关节外，与肩关节连接的肩胛骨、锁骨和胸骨也属于肩部的范畴。由此可见，肩部与胸椎的联系也非常紧密。肩部的疼痛既可能由肩关节本身的损伤引起，也可能由距离肩部较远的肌肉和筋膜的损伤引起。颈椎和胸椎的活动受限也可能引起肩关节、肩胛带和手臂的疼痛。实际治疗需要按照"四部曲"的顺序进行。

肩部治疗"四部曲"

1. 治疗前的体测和感测
2. 基础练习
3. 特别练习
4. 治疗后的体测和感测

7.1.1 肩部治疗实践

步骤 1：治疗前的体测和感测

患者进行体测，完成图 7.1 ~ 7.4 所示的动作。

患者在进行体测的同时进行感测，留意身体的感受。

进行体测时需要完成的动作

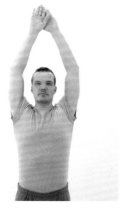

图 7.1　站在地上，伸直双臂，交叠双手，从身体前侧最大程度地举起双臂

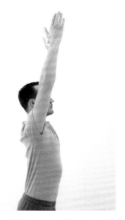

图 7.2　站在地上，伸直双臂，从身体两侧最大程度地举起双臂

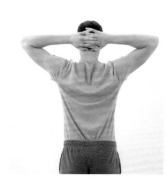

图 7.3　站在地上，交叠双手放在脑后，展开肘部

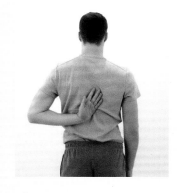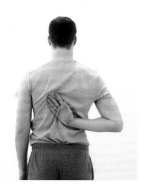

图 7.4　站在地上，将左手手背贴在后背，最大程度地将手向上推。然后换另一侧重复动作

> 何时感到肩痛？肩痛是在静止状态就会出现，还是在做特定动作时出现？

> 疼痛会随着做动作而增强吗？

> 哪里感到疼痛？指出疼痛的位置。

> 做动作时肩关节是否会发出咔咔声？

> 直立，感受整个颈肩部和胸部。哪些部位感到不适、僵硬或疼痛？是否有高低肩的问题？

> 记住治疗前体测的感受，以便与治疗后体测的感受进行对比。

步骤 2：基础练习

胸椎与肩部有紧密联系。肩胛骨通过筋膜与胸椎相连。胸椎活动受限会导致肩部的疼痛和活动受限。除此之外，胸椎的神经根受到压迫同样会引起上肢的不适。因此，治疗肩部的疼痛和不适应该从治疗胸椎（图 7.5 ~ 7.13）页开始。

步骤 3：特别练习

见 125 ~ 131 页。

步骤 4：治疗后的体测和感测

患者重新完成图 7.1 ~ 7.4 所示的动作，进行体测和感测。

> 哪些动作还会引起肩痛？疼痛是伴随整个做动作的过程，还是在动作结束时才出现？

> 指出疼痛的位置。

> 肩关节的咔咔声是否有所变化？

> 直立，感受整个颈肩部和胸部。哪些部位比之前更放松？是否仍有高低肩的问题？

> 注意出现的积极变化，将其"存储"在大脑里。

治疗后可能出现的积极变化

> 能更自由地活动肩膀。

> 疼痛有所缓解。

> 肩关节发出的咔咔声变小。

基础练习

胸椎滚压练习一方面可增强胸椎的活动能力，另一方面也可拉伸胸椎两侧的肌肉群和筋膜。滚压1～2分钟，可在较为紧张和敏感的部位多停留一会儿。

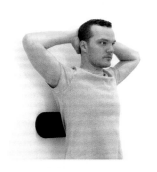

图7.5　胸椎滚压练习Ⅰ。靠墙站立，将泡沫轴横放在胸椎与墙之间。双腿发力上下移动上半身，缓慢滚压胸椎。为更好地滚压到胸椎两侧的肌肉群，可分别向两侧轻微扭转上半身，改变胸椎与泡沫轴的接触位置

①

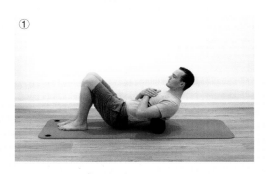

图7.6　胸椎滚压练习Ⅱ。仰卧在垫子上，屈曲双腿，将泡沫轴置于胸椎之下。双腿发力前后移动身体，缓慢滚压胸椎。可将双手交叠放在胸前（①），或置于脑后（②）。为更好地滚压到胸椎两侧的肌肉群，可分别向两侧轻微扭转上半身，改变胸椎与泡沫轴的接触位置

②

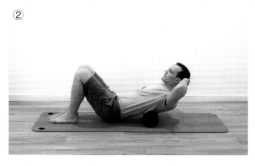

在下面的滚压练习中，患者要先找准疼痛部位，然后集中滚压该部位。针对面积较小、用泡沫轴难以滚压到的部位，用筋膜球滚压更适合。肩胛骨之间、胸肌和上臂的前后侧是需要重点滚压的部位。滚压1～2分钟，可在较为紧张和敏感的部位多停留一会儿。

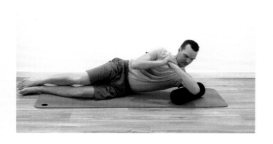

图 7.7　肩部滚压练习。面向左，侧躺在垫子上，微屈双腿，支起左侧手臂，将泡沫轴置于上臂下方，缓慢滚压肘关节至肩胛骨的区域。之后换另一侧重复动作

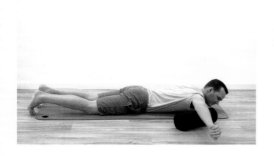

图 7.8　上臂内侧滚压练习。俯卧在垫子上，向外伸直右侧手臂。微微转动手臂，使掌心朝后，半握拳。将泡沫轴置于上臂下方缓慢滚压右侧上臂内侧。之后换另一侧重复动作。此练习还可用于滚压肘关节至胸部的区域

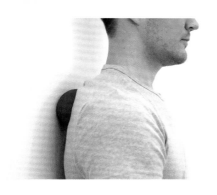

图 7.9　肩胛骨滚压练习。靠墙站立，用背部将筋膜球压在墙上，使筋膜球位于肩胛骨之间。上下或左右移动上半身，缓慢滚压肩胛骨之间的区域。可通过改变压力大小调整练习强度

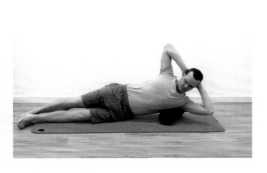

图 7.10　胸部后外侧背阔肌滚压练习。面向左，侧躺在垫子上，将泡沫轴置于胸部外侧靠近腋窝的位置。将身体重心稍稍后移，以便精准地滚压背阔肌。之后换另一侧重复动作。可将双臂交叠放在后脑勺上轻微拉伸背阔肌，以提高练习强度

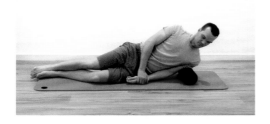

图 7.11 上臂外侧滚压练习。面向左，侧躺在垫子上，将泡沫轴置于左侧手臂的上臂外侧下方，缓慢滚压上臂外侧。之后换另一侧重复动作

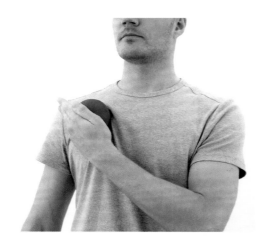

图 7.12 胸肌滚压练习。用左手按压筋膜球，向右侧胸部至上臂区域施加强烈而均匀的压力，在敏感的部位多停留一会儿。也可将右侧手臂举起伸直，拉伸胸肌，从而提高练习强度。之后换另一侧重复动作

上背部滑膜层的发炎和功能障碍是肩部疼痛和活动受限的最常见原因之一。患者可采用和颈部治疗相同的方法来治疗肩部疼痛和活动受限，即借助于命中靶心的疗法。"靶心"的疼痛常常会发散至头部、整个颈肩部或手臂。在按压的过程中，如果感到手臂发痒或麻木，应变换按压部位，以避免臂丛神经受刺激过度造成不良影响。

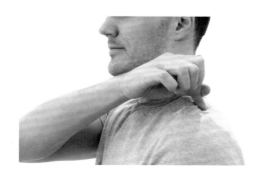

图 7.13 用命中靶心的疗法治疗颈肩痛的练习。向小面积区域施加较大的压力是非常必要的，这只能借助于治疗工具。将治疗工具对准"靶心"，施加尽可能大的压力。按压一段时间后，会感受到疼痛缓解。可通过增大压力或改变施压角度，进一步刺激"靶心"。按压 1 ~ 2 分钟为宜

7.1.2 针对肩部的特别练习

> **特别练习**
> ⇢ 肌肉拉伤和肌腱撕裂

双臂是我们最重要的"工作器械"，在日常活动中发挥至关重要的作用。上臂内侧和外侧产生牵拉痛（图 7.14）非常常见。在进行手工劳动、体育运动时，经常会出现上肢肌肉拉伤、过度拉伸或肌腱撕裂等问题。这里介绍的特别练习不仅能减轻疼痛，还能使受伤的组织恢复韧性。

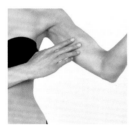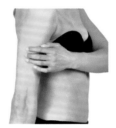

图 7.14　上臂内侧和外侧牵拉痛的典型位置

在进行特别练习前，患者需依次完成治疗前的体测和感测（第 120 ～ 121 页）以及基础练习（第 122 ～ 124 页）。特别练习包括手臂线拉伸练习（图 7.15）、负重扩胸练习及其变式（图 7.16 和图 7.17）、手扶墙式弹性练习（图 7.18 ～ 7.20）、投掷练习（图 7.21 和图 7.22）。

最后，患者一定要记得进行治疗后的体测和感测（第 120 ～ 121 页）。

手臂线拉伸练习有多种形式，患者要找到最适合自己的形式。练习过程中应尽可能减少肌肉发力，借助于筋膜的韧性和弹性完成动作。要始终牢记，练习时应产生舒适的拉伸感，而非牵拉痛。

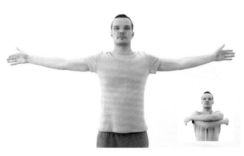

图 7.15　手臂线拉伸练习。将双臂平伸，使掌心朝前，向后摆臂。注意，掌心应完全打开。然后，收起双臂，交叉放在胸前（小图）。双臂也可不平行于地面，可斜向上或向下摆动手臂，以使练习更加多样化

负重扩胸练习的双臂动作与前面的手臂线拉伸练习的双臂动作类似。通过练习，胸部筋膜可得到更大程度的拉伸。练习时，应尽量避免出现肌肉紧张或疼痛。

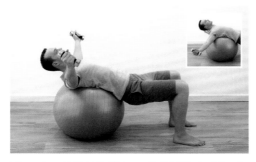

图 7.16　负重扩胸练习。将背部贴在瑜伽球、长椅等之上。用双手分别握一只小哑铃（0.5 ~ 1 kg），伸直双臂并向身体两侧展开，使双臂与身体成 90°，将双臂小幅向后压（小图），感受胸部肌肉和筋膜的拉伸

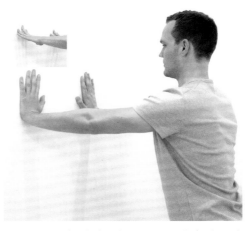

图 7.18　手扶墙式弹性练习。站在离墙一臂距离的地方，将身体向前倾，使手掌贴在墙面上。轻轻地用双手推墙（小图），使身体回弹。重复动作30 ~ 40次，注意动作幅度不要太大，缓慢地进行练习

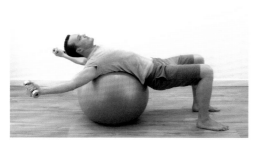

图 7.17　负重扩胸练习的变式。将双臂斜向上摆

手扶墙式弹性练习有多种变式。患者可根据自己的实际情况有选择地进行练习。

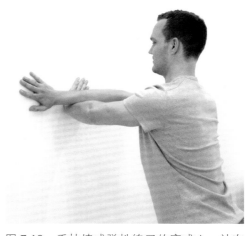

图 7.19　手扶墙式弹性练习的变式 I。站在离墙一臂距离的地方，将身体向前倾，交叉双臂，使手掌贴在墙面上。接下来的动作和图 7.18 的动作基本相同。可将手掌向上移动，以提高练习强度

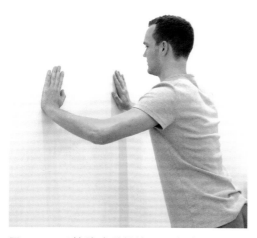

图 7.20　手扶墙式弹性练习的变式 Ⅱ。动作和图 7.18 的动作基本相同。通过增加与墙的距离和手臂之间的距离，提高练习强度，更好地锻炼上臂和胸部的肌肉

《自然》上发表的一篇文章指出，筋膜在投掷动作中发挥了极大的作用。因此，患者可以通过投掷练习进行筋膜治疗，要注意投掷前的反向动作（上半身向后摆）。投掷练习可一人单独进行，但最好两人一组进行。可通过增加球的重量、提高反向动作幅度等方式提高练习强度。

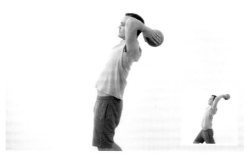

图 7.21　发球式投掷练习。站在地上，用双手持球，然后将球投出。摆臂时，向后倾上半身，但不要将腰椎猛地向前突。练习时一定要小心。可向前跨一步（小图），再将球投出。重复动作 20 ~ 30 次

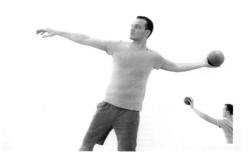

图 7.22　投标枪式投掷练习。站在地上，一只脚在前，另一只在后。用投掷标枪的姿势，单手持球将球投出（小图）。重复动作 20 ~ 30 次。之后换另一侧重复动作

提示

　　患者一定要在受伤后休养足够的时间，之后才能进行针对肌肉拉伤和肌腱撕裂的特别练习！一般情况下，休养 4 ~ 6 周后才可进行练习。

肩峰下撞击综合征（图 7.23）指肩峰与肱骨头间距减小，造成肩峰下结构受到挤压，该处的肌腱、肌肉和滑囊受到夹击。针对肩峰下撞击综合征的特别练习除减压练习外，还有滚压练习。

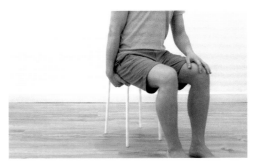

图 7.24　肩关节减压练习。坐在椅子上，用待治疗一侧的手抓住椅子边缘，固定身体，此为起始姿势。将身体重心向另一侧偏移，直至待治疗一侧的肩关节有拉伸感，保持 2 ~ 3 次呼吸的时间，恢复至起始姿势。重复动作 10 次

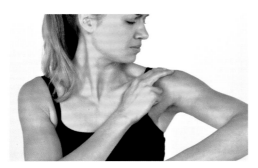

图 7.23　肩峰下撞击综合征导致疼痛的典型位置

在进行特别练习前，患者需依次完成治疗前的体测和感测（第 120 ~ 121 页）以及基础练习（第 122 ~ 124 页）。特别练习包括肩关节减压练习（图 7.24）、上臂和肩胛骨滚压练习（图 7.25 ~ 7.27）。

最后，患者一定要记得进行治疗后的体测和感测（第 120 ~ 121 页）。

肩关节减压练习有助于放松肩部。注意只能在肩部不疼痛时进行此练习。

重点滚压上臂外侧和内侧以及肩胛骨，因为肩峰下撞击综合征中受夹击的部位多位于这些区域。疼痛主要出现在手臂展开与身体成 90° 时。

通常滚压 1 ~ 2 分钟，可在敏感的部位多停留一会儿。

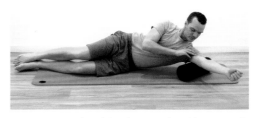

图 7.25　上臂外侧和肩胛骨滚压练习。面向左，侧躺在垫子上，向外伸直待治疗一侧手臂，将泡沫轴置于上臂下方，缓慢滚压该侧肘关节至肩胛骨的区域

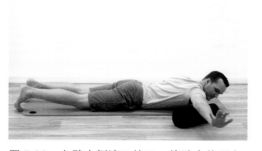

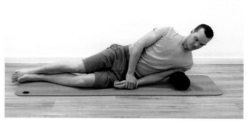

图 7.26　上臂内侧滚压练习。俯卧在垫子上，向外伸直待治疗一侧手臂，立起手掌，使掌心朝外，将泡沫轴置于上臂下方，缓慢滚压该侧肘关节至胸部的区域。可通过转移身体重心提高练习强度

图 7.27　上臂外侧滚压练习。面向左，侧躺在垫子上，使待治疗一侧手臂在下。将泡沫轴置于待治疗一侧手臂的上臂外侧下方，缓慢滚压上臂外侧

特别练习
→ 冻结肩

冻结肩是对肩膀各方向的活动受限和疼痛等综合症状的统称。诱因并不明确，可能是炎症、肌肉劳损、肩部外感风寒等所致。高强度的物理治疗可增强肩部活动能力。筋膜治疗也有助于松解肩部粘连的筋膜，缓解疼痛。

在进行针对冻结肩的特别练习前，患者需依次完成治疗前的体测和感测（第 120 ~ 121 页）以及基础练习（第 122 ~ 124 页）。特别练习包括增强关节囊活动能力的练习（图 7.28 和图 7.29）、肩关节减压练习（图 7.30）、筋膜链拉伸练习（图 7.31 和图 7.32）。

最后，患者一定要记得进行治疗后的体测和感测（第 120 ~ 121 页）。

为了使肩部重新获得活动能力，定期对肩关节囊进行强化练习尤为重要。但绝大多患者几乎无法独自进行练习，一个简单而有效的方法就是用滑轮装置牵拉手臂。

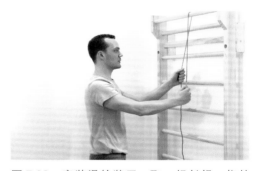

图 7.28　安装滑轮装置。取一根长绳，将其绕过高处的横杆并拉紧。横杆可以是衣架或牢固的窗帘杆等，确保能够承受足够的重量即可

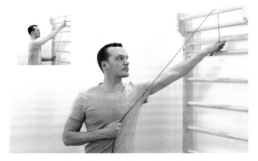

图 7.29　增强肩关节囊活动能力的练习。用待治疗一侧的手（图中为左手）抓紧绳子的一端，然后用另一侧的手（图中为右手）拉绳子的另一端，待治疗一侧手臂受到绳子牵拉，被抬起。上下来回牵引手臂 2 ~ 3 分钟。发力拉动绳子的手臂的活动幅度小于待治疗一侧手臂的活动幅度（小图），这种方式不会造成不必要的疼痛。练习后肩膀会更灵活、放松。如果练习后感到肩膀疼痛，说明练习强度过高

肩关节减压练习有助于放松肩部。注意只能在肩部不疼痛时进行此练习。

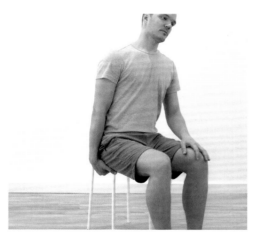

图 7.30　肩关节减压练习。坐在椅子上，用待治疗一侧的手抓住椅子边缘，固定身体，此为起始姿势。将身体重心向另一侧偏移，直至待治疗一侧的肩关节有拉伸感。保持 2 ~ 3 次呼吸的时间，恢复至起始姿势。重复动作 10 次

筋膜链拉伸练习可拉伸胸部和肩部的深层肌肉。

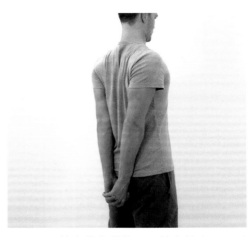

图 7.31　前表线拉伸练习。站在地上，双手十指相扣放在臀部，此为起始姿势。挺胸，打开肩膀，将双臂向后下方压，直至胸部肌肉有拉伸感。保持 2 ~ 3 次呼吸的时间，恢复至起始姿势

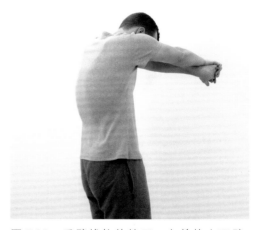

图 7.32　手臂线拉伸练习。向前伸直双臂，将双臂交叉，双手十指相扣，使双臂与身体成 90°。向左或向右扭转两只手，同时将双臂向前推，弓背。保持 2 ~ 3 次呼吸的时间

⇢ 手或前臂麻木和发痒

臂丛神经受到压迫也可能引起肩痛。患者若除肩痛外还感受到前臂、手或手指麻木、发痒等，也应进行此处介绍的增强臂丛神经活动能力的特别练习。

患者需先依次完成治疗前的体测和感测（第 120 ~ 121 页）以及基础练习（第122 ~ 124 页），然后进行特别练习，即手臂线拉伸练习（图 7.33 ）。

最后，患者一定要记得进行治疗后的体测和感测（第 120 ~ 121 页）。

手臂线拉伸练习也可以增强臂丛神经的活动能力。臂丛神经发于脊椎，延伸至指尖。若延伸的路线出现问题，如关节阻滞或筋膜粘连，则手 – 臂 – 肩的区域可能产生疼痛、麻木等。

①

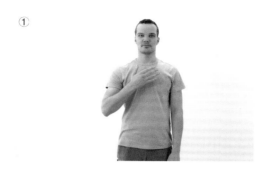

②

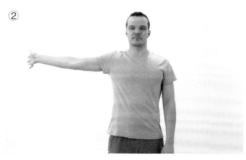

③

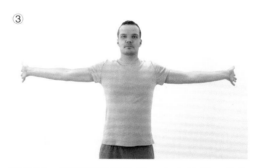

图 7.33　手臂线拉伸练习。直立站好，将右手放在胸前（①），此为起始姿势。展开右侧手臂，使手臂垂直于身体，向后翻手掌，使指尖指向后方（②）。此时颈部和手臂会产生轻微牵拉痛。重复动作 10 ~ 15 次。之后换另一侧重复动作。可同时展开双臂（③），或在展开一侧手臂时向另一侧歪头，以提高练习强度

7.2 前臂

前臂主要的骨骼包括尺骨和桡骨，与肘关节和手指的活动能力有关的大部分肌肉均附着于两者之上。网球肘和高尔夫球肘由经常的重复性动作引起，会导致肘部以及前臂疼痛。网球肘主要表现为前臂外侧即伸肌的疼痛（图 7.34），高尔夫球肘主要表现为前臂内侧即屈肌的疼痛（图 7.35）。

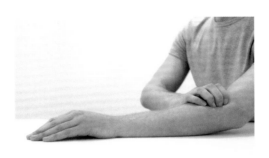

图 7.34　网球肘导致疼痛的典型位置

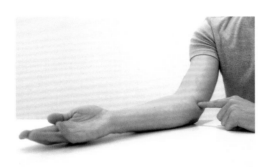

图 7.35　高尔夫球肘导致疼痛的典型位置

支配前臂的神经发于脊椎。因此，前臂疼痛时，患者务必给予脊柱同样的关注，也就是说，在治疗前臂的时候，患者也应治疗颈椎和胸椎。实际治疗应按照"四部曲"的顺序进行。

前臂治疗"四部曲"

1. 治疗前的体测和感测
2. 基础练习
3. 特别练习
4. 治疗后的体测和感测

7.2.1 前臂治疗实践

步骤 1：治疗前的体测和感测

患者进行体测，完成图 7.36 ~ 7.40 所示的动作。

患者在进行体测的同时进行感测，留意身体的感受。

> 做哪些动作时前臂会疼痛？疼痛是伴随整个做动作的过程，还是在动作结束时才出现？

> 指出疼痛的位置。

> 用多大力气握筋膜球时，前臂会疼痛？

> 做动作时，其他身体部位是否也会出现疼痛？

> 做动作时，手或肘关节是否会发出咔咔声？

> 记住治疗前体测的感受，以便与治疗后体测的感受进行对比。

进行体测时需要完成的动作

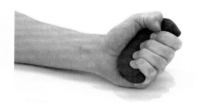

图 7.36　握力测试。用多大力气握筋膜球时，前臂会疼痛？

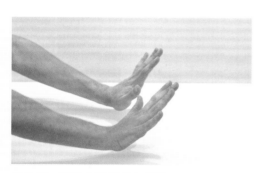

图 7.37　双手上翻使掌心朝前

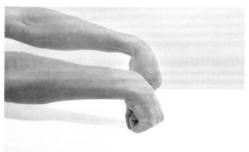

图 7.38　双手握拳，向下摆

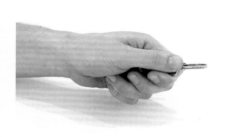

图 7.39　转钥匙开门

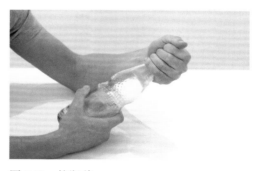

图 7.40　拧瓶盖

步骤 2：基础练习

　　基础练习（图 7.41 ~ 7.45）适用于治疗任何前臂不适。由于胸椎与上肢有紧密关联，因此基础练习也包括针对胸椎的滚压练习。

基础练习

胸椎滚压练习一方面可增强胸椎和肋骨关节的活动,另一方面也可拉伸胸椎两侧的肌肉群。

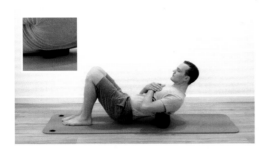

图 7.41 胸椎滚压练习。仰卧在垫子上,屈曲双腿,抬起上半身,将泡沫轴置于胸椎之下。双腿发力前后移动身体,缓慢滚压胸椎。可用中等大小的筋膜球滚压肩胛骨之间特别疼痛的部位,用放在一只袜子里的两个网球滚压效果更好。将网球放在胸椎下方,使两球分别接触胸椎的左右两侧肌肉,棘突正好位于两球之间的空隙(小图)。双腿发力缓慢地滚压胸椎

颈部减压练习(图 7.42)可放松颈部上部肌肉,为颈椎减压。

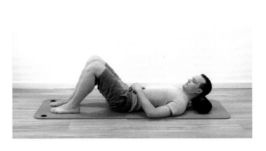

图 7.42 颈部减压练习。仰卧在垫子上,将泡沫轴置于后脑勺处,颈部不接触泡沫轴。用头向泡沫轴施加少许压力(使出一二成力气即可)。保持压力不变,做小幅度点头的动作,使下巴缓缓贴近胸部。重复动作 10 次

患者最好在桌上进行前臂滚压练习,纵向滚压从手腕到肘部的区域。

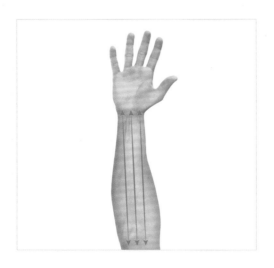

图 7.43 前臂滚压练习的滚压的方向

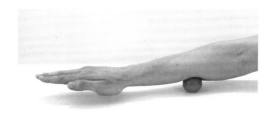

图 7.44　前臂滚压练习Ⅰ。将前臂放在桌子上，使掌心朝下，将筋膜球或高尔夫球放在前臂之下。使身体前倾，以便施加足够的压力。来回滚压从手腕到肘部的区域 10 次，施加的压力保持不变。之后换另一侧重复动作

①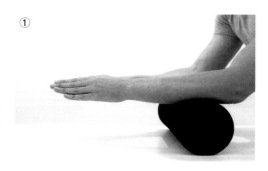

图 7.45　前臂滚压练习Ⅱ。将两侧前臂都放在桌子上，使掌心相对，微微朝下转动手掌，将泡沫轴置于前臂之下（①）。使身体前倾，以便施加足够的压力。滚压前臂内侧 1 ~ 2 分钟。或将掌心朝上，半握拳，将泡沫轴置于两侧前臂之下（②）。滚压前臂外侧 1 ~ 2 分钟

②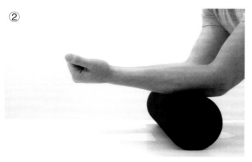

步骤 3：特别练习

见第 136 ~ 138 页。

步骤 4：治疗后的体测和感测

患者重新完成图 7.36 ~ 7.40 所示的动作，进行体测和感测。

› 做哪些动作时前臂还会出现疼痛？疼痛感较治疗前是否有所减轻？

› 哪里感到疼痛？指出疼痛的位置。

› 在疼痛出现之前，能够发挥出多大的握力？握力与治疗前相比是否有所变化？

› 做动作时，除前臂之外，是否还有其他部位会出现疼痛？

› 做动作时，手或肘关节是否还会发出咔咔声？

› 注意出现的积极变化，将其"存储"在大脑里。

治疗后可能出现的积极变化

> 握力较治疗前有所增大。
> 疼痛较治疗前有所缓解。
> 疼痛范围有所减小。

7.2.2 针对前臂的特别练习

特别练习
⇥ 高尔夫球肘和网球肘

高尔夫球肘和网球肘通常是由经常的重复性动作引起的，因此较难治愈。两者的共同点在于，疼痛都出现在肘关节周围以及前臂。

患者需依次完成治疗前的体测和感测（第 132 ~ 133 页）以及基础练习（第 134 ~ 135 页）。针对高尔夫球肘的特别练习包括用触发带疗法刮前臂内侧的练习（图 7.46）、手臂线拉伸练习（图 7.47）、滚压练习（图 7.48 和图 7.49）。针对网球肘的特别练习包括用触发带疗法刮前臂外侧的练习（图 7.50）、滚压练习（图 7.51 和图 7.52）。

最后，患者一定要记得进行治疗后的体测和感测（第 133 和 135 页）。

高尔夫球肘是前臂屈肌起点处的慢性损伤性炎症，表现为肘关节内侧的牵拉痛，患者可用触发带疗法进行治疗。

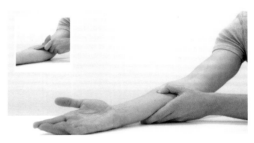

图 7.46　用触发带疗法刮前臂内侧的练习。准确地找到疼痛区域，用拇指或治疗工具（小图）用力刮。重复刮 2 ~ 3 次。可以根据自己的情况酌情增减次数，疼痛得到缓解即可停止

可通过拉伸手臂线治疗高尔夫球肘。

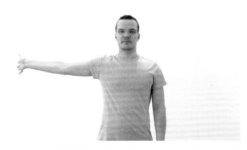

图 7.47　手臂线拉伸练习。直立站好，将右手放在胸前，展开右侧手臂，使手臂垂直于身体。向后翻手掌，使指尖指向后方。此时颈部和手臂会产生轻微牵拉痛。重复动作 10 ~ 15 次。之后换另一侧重复动作

滚压练习可作为触发带疗法之后的放松练习。

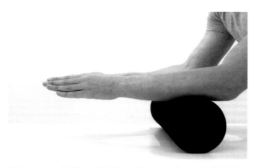

图 7.48　前臂内侧滚压练习。将两侧前臂都放在桌子上，使掌心相对，微微朝下转动手掌，将泡沫轴置于前臂之下。使身体前倾，以便施加足够的压力。滚压前臂内侧 1 ~ 2 分钟

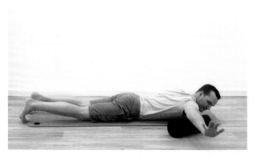

图 7.49　上臂内侧滚压练习。俯卧在垫子上，向外伸直右侧手臂，立起手掌，使掌心朝外，将泡沫轴置于上臂下方，缓慢滚压右侧肘关节至胸部的区域。滚压 1 ~ 2 分钟，在敏感的部位多停留一会儿。可通过转移身体重心提高练习强度。之后换另一侧重复动作

网球肘是前臂伸肌的慢性损伤性炎症，主要表现为前臂外侧的牵拉痛，可用触发带疗法进行治疗。

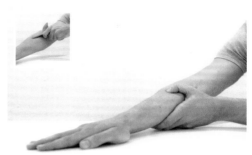

图 7.50　用触发带疗法刮前臂外侧的练习。准确地找到疼痛的区域，用拇指或治疗工具（小图）用力刮。重复刮 2 ~ 3 次。可以根据自己的情况酌情增减次数，疼痛得到缓解即可停止

滚压练习可作为触发带疗法之后的放松练习。

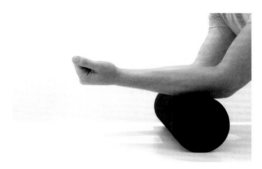

图 7.51　前臂外侧滚压练习。将两侧前臂都放在桌子上，使掌心朝上，半握拳，将泡沫轴置于前臂之下。使身体前倾，以便施加足够的压力。滚压前臂外侧 1 ~ 2 分钟

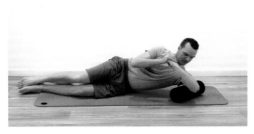

图 7.52　肩部滚压练习。面向左，侧躺在垫子上，微屈双腿，支起左侧手臂，将泡沫轴置于上臂下方，缓慢滚压肘关节至肩胛骨的区域。滚压 1 ~ 2 分钟，在敏感的部位多停留一会儿。之后换另一侧重复动作。可通过将前臂向身体方向拉近来提高练习强度

7.3 手部

　　手和脚有着相似的结构，但手更灵活。手结构复杂，几乎参与了人类所有的日常活动（图 7.53）。手既可参与精细的工作，也可参与力量活动，是沟通、艺术创造和日常劳作的工具。

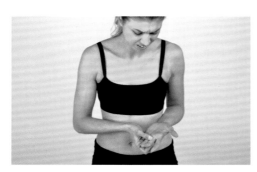

图 7.53　我们正常的活动离不开双手，手部疼痛会极大地限制患者的活动

　　手部肌肉的力量相对比较弱，许多手部动作需要借助于前臂肌肉的力量，因此针对手部的治疗不应忽视对前臂的治疗。此外，

因为支配手部的最主要的神经都发于胸椎，所以针对手部的治疗还应包括对胸椎的治疗。实际治疗需要按照"四部曲"的顺序进行。

手部治疗"四部曲"

1. 治疗前的体测和感测
2. 基础练习
3. 特别练习
4. 治疗后的体测和感测

手部常见问题

› 腕管综合征（典型症状为手指疼痛、麻木和无力）。
› 拇指关节或其他手指关节炎症。
› 掌腱膜挛缩（典型症状为掌指关节屈曲，不能伸直）。
› 风湿。
› 拆除石膏后或手术后手部僵硬和活动受限。

7.3.1 手部治疗实践

步骤 1：治疗前的体测和感测

　　患者进行体测，完成图 7.54 ~ 7.59 所示的动作。

　　患者在进行体测的同时进行感测，留意身体的感受。

› 做哪些动作时手部出现疼痛？
› 双手活动能力是否相同？
› 指出疼痛的位置。
› 是否感觉手发痒、麻木、无力等？

进行体测时需要完成的动作

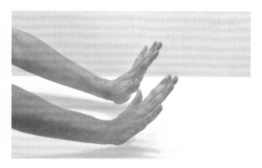

图 7.54　双手上翻使掌心朝前

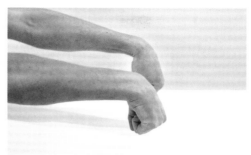

图 7.55　双手握拳，向下摆

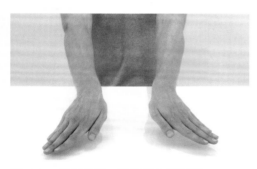

图 7.56　手指并拢，腕关节向外弯折

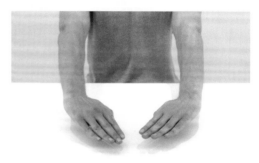

图 7.57　手指并拢，腕关节向内弯折

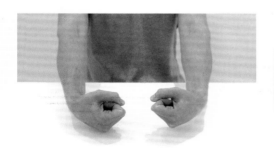

图 7.58　双手轻轻握拳，腕关节向内绕圈

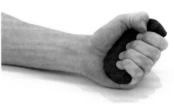

图 7.59　握力测试。用多大力气握筋膜球时，手部会疼痛？

› 手臂是否也出现疼痛或不适？

› 记住治疗前体测的感受，以便与治疗后体测的感受进行对比。

步骤 2：基础练习

见图 7.60 ~ 7.67。

基础练习

进行手部滚压练习时，可用高尔夫球大小的筋膜球在平面上进行滚压。

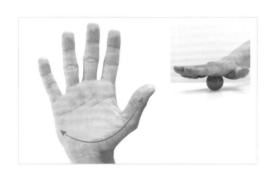

图 7.60　手掌根部滚压练习。用筋膜球沿一条弧线非常缓慢地滚压拇指指腹至小指根部的区域，在敏感处多停留一会儿，来回滚压 10 ~ 15 次。之后换另一侧重复动作

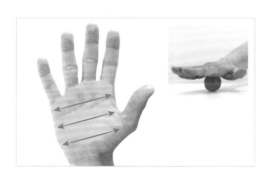

图 7.61　手掌横向滚压练习。用筋膜球从左到右横向缓慢地滚压手掌，来回滚压 10 ~ 15 次。之后换另一侧重复动作

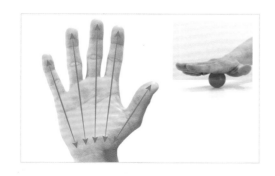

图 7.62　手掌纵向滚压练习。用筋膜球从手腕缓慢地滚压至指尖，再从指尖滚压至手腕。可在掌心施加稍大的压力，每根手指来回滚压 2 ~ 3 次。之后换另一侧重复动作

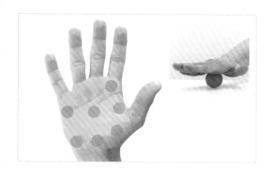

图 7.63　手掌点状滚压练习。如在前面的练习中发现特别敏感的位置，可进行更有针对性的点状滚压。每个位置滚压 3 ~ 4 次。之后换另一侧重复动作

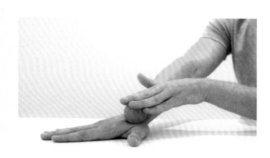

图 7.64　掌骨间隙滚压练习。将一只手平放在桌子上，五指微分，用筋膜球滚压掌骨的间隙。注意不要向掌骨施加较大的压力。每个间隙来回滚压 5 次。之后换另一侧重复动作

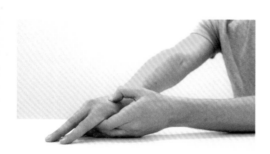

图 7.65　刮掌骨间隙练习。用拇指尖或治疗工具缓慢刮掌骨间隙。此练习更有针对性，可以施加更大的压力。每个间隙刮 2 ~ 3 次。之后换另一侧重复动作

患者最好在桌子上进行前臂滚压练习，纵向滚压手腕到肘部。

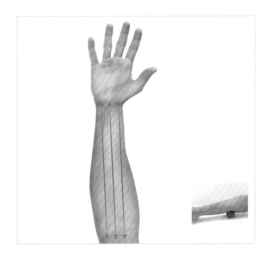

图 7.66　前臂滚压练习。将前臂放在桌子上，手掌朝下，将筋膜球或高尔夫球放在前臂之下（小图）。将身体向前倾，以便施加足够的压力。来回滚压前臂内侧 10 次。之后换另一侧重复动作

弹性练习也可用于治疗手掌和手指。

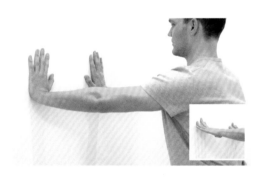

图 7.67　手扶墙式弹性练习。站在离墙一臂距离的地方，将身体向前倾，使手掌贴在墙面上。轻轻地用双手推墙（小图），使身体回弹。重复动作 30 ～ 40 次，注意动作幅度不要太大

步骤 3：特别练习

见第 143 ~ 146 页。

步骤 4：治疗后的体测和感测

患者重新完成图 7.54 ~ 7.59 所示的动作，进行体测和感测。

› 做哪些动作时手部还会出现疼痛？疼痛是否有所缓解？

› 活动受限的情况是否有所好转？

› 指出疼痛的位置。

› 手发痒、麻木、无力等情况是否有所好转？

› 疼痛区域较治疗前是否有所变小？

› 注意出现的积极变化，将其"存储"在大脑里。

治疗后可能出现的积极变化

› 疼痛有所缓解。

› 与治疗前相比，握力有所增大。

› 疼痛区域比治疗前有所减小。

7.3.2 针对手部的特别练习

特别练习
⇢ 手指麻木和发痒

手指（或整只手）麻木和发痒很常见。手指是身体的远端部位，身体任何一处神经受到压迫都可能导致手指麻木或发痒。因此，当手部出现问题时，绝不能只治疗手部，应该检查身体中心到指尖的各个部位是否存在问题，如果有，那么针对那些部位的治疗也应纳入手部治疗中。

在进行针对手指麻木和发痒的特别练习前，患者需依次完成治疗前的体测和感测（第 138 ~ 140 页）以及基础练习（第 140 ~ 142 页）。特别练习包括胸椎滚压练习（图 7.68）、用命中靶心的疗法治疗颈肩痛的练习（图 7.69 和图 7.70）、颈部减压练习（图 7.71）、胸肌滚压练习（图 7.72）、手臂线拉伸练习（图 7.73）。

最后，患者一定要记得进行治疗后的体测和感测（第 139、143 页）。

胸椎滚压练习一方面可增强胸椎和肋骨关节的活动能力，另一方面也可拉伸胸椎两侧的肌肉群。

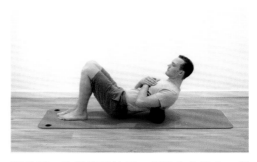

图 7.68　胸椎滚压练习。仰卧在垫子上，屈曲双腿，抬起上半身，将泡沫轴置于胸椎之下。双腿发力前后移动身体，缓慢滚压胸椎。可用中等大小的筋膜球滚压肩胛骨之间特别疼痛的部位，用放在一只袜子里的两个网球滚压效果更好。将网球放在胸椎下方，使两球分别接触胸椎的左右两侧肌肉，棘突正好位于两球之间的空隙（小图）。双腿发力缓慢地滚压胸椎

针对颈肩部的命中靶心的疗法也尤其适用于治疗手指麻木和发痒。可通过松解颈肩部粘连的筋膜，达到治疗效果。"靶心"的疼痛常常会发散至头部、整个颈肩部或手臂。在按压的过程中，如果感到手臂发痒或麻木，应变换按压部位，以避免臂丛神经受刺激过度造成不良影响。

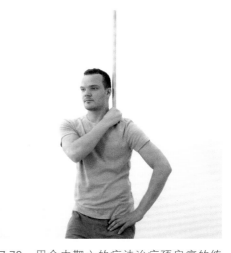

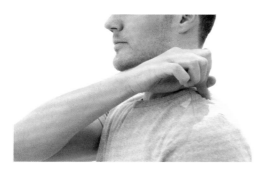

图 7.69　用命中靶心的疗法治疗颈肩痛的练习 I 。向小面积区域施加较大的压力是非常必要的，这只能借助于治疗工具。将治疗工具对准"靶心"，施加尽可能大的压力。按压一段时间后，会感受到疼痛缓解。可通过增大压力或改变施压角度，进一步刺激"靶心"。按压 1 ~ 2 分钟为宜

图 7.70　用命中靶心的疗法治疗颈肩痛的练习 II 。这一变化练习看起来很简单，但效果非常好，患者无须花费巨大力气就可准确并持续地施加较大的压力。直立站好，将扫帚把的一头对准"靶心"，另一头抵住天花板。肩部发力将扫帚把向上顶，施加较大的压力。按压一段时间后，会感受到疼痛缓解。也可仰卧在垫子上，屈曲双腿，将扫帚把一头对准"靶心"，另一头抵住墙，注意保持扫帚把水平。双腿发力将扫帚把向墙一侧推，准确地向"靶心"施加压力。一段时间后，会感受到疼痛缓解以及肌肉的放松。可通过增大压力或改变施压角度，进一步刺激"靶心"。按压 1 ~ 2 分钟为宜

颈部减压练习可缓解神经根的压力，从而缓解手部不适。

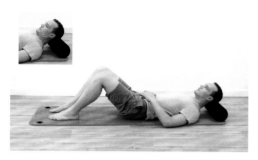

图 7.71　颈部减压练习。仰卧在垫子上，将泡沫轴置于后脑勺处，颈部不接触泡沫轴。用头向泡沫轴施加少许压力（使出一二成力气即可）。保持压力不变，做小幅度点头的动作（小图），使下巴缓缓向胸部贴近。重复动作 10 次

胸肌滚压练习需用筋膜球向胸部均匀施加较大的压力，要在较敏感的部位多停留一会儿。

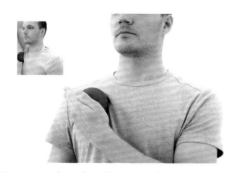

图 7.72　胸肌滚压练习。站在地上，用左手按压筋膜球，向右侧胸部施加强烈而均匀的压力。也可侧身靠墙站立，将一只手臂举高，以便用胸部将筋膜球抵在墙上（小图）。来回移动身体，在敏感的部位多停留一会儿。之后换另一侧重复动作

手臂线拉伸练习也可以增强臂丛神经的活动能力。臂丛神经发于脊椎，延伸至指尖。若延伸的路线出现问题，如关节阻滞或筋膜粘连，则手－臂－肩的区域可能产生疼痛、麻木等。

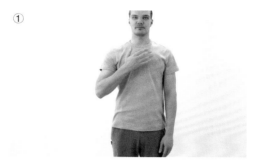

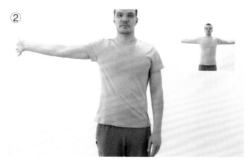

图 7.73　增强臂丛神经活动能力的练习。直立站好，将右手放在胸前（①），此为起始姿势。展开右侧手臂，使手臂垂直于身体，向后翻手掌，使指尖指向后方（②）。此时颈部和手臂会产生轻微牵拉痛。重复动作 10 ~ 15 次。之后换另一侧重复动作。可同时展开双臂（②小图），或在展开一侧手臂时向另一侧歪头，以提高练习强度

腕掌关节炎的典型症状是拇指腕掌关节的慢性疼痛和活动受限（图 7.74）。

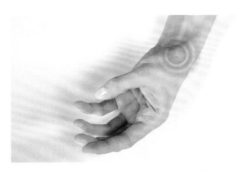

图 7.74　腕掌关节炎导致疼痛的典型位置

患者需先依次完成治疗前的体测和感测（第 138 ～ 140 页）以及基础练习（第 140 ～ 142 页）。然后进行针对腕掌关节炎的特别练习，即针对拇指疼痛的滚压练习（图 7.75）。

最后，患者一定要记得进行治疗后的体测和感测（第 139、143 页）。

由于拇指在做动作时不可避免要借助于前臂肌肉的力量，因此也要对前臂进行有针对性的滚压练习。患者要细致地滚压拇指和前臂。

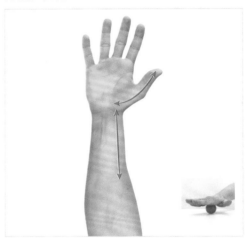

图 7.75　针对拇指疼痛的滚压练习。用筋膜球非常缓慢地滚压待治疗一侧的拇指指尖至掌心根部的区域，在特别敏感的部位停留一会儿。然后滚压待治疗一侧的前臂内侧

第 8 章 头部

头部问题，如头晕、头痛、耳鸣等非常普遍，是实实在在的常见病。许多头部问题都具有"颈源性"特征，即由颈椎问题导致或受颈椎问题影响。因此，我们在第 103 ~ 106 页介绍的多种练习方法同样适用于治疗头部问题。针对颈部筋膜的练习可促进头部的血液循环，从而缓解头部不适。

数以千计的人饱受头痛的困扰。一般性头痛患者可直接通过第 150 ~ 151 页的基础练习来治疗和缓解疼痛。

我的临床经历

我的一位女患者患有严重的偏头痛，偏头痛每周至少发作一次。在患病的 15 年里，她尝试了各种治疗方法，但没有获得显著的疗效。后来，经过几次颈部筋膜强化治疗后，她第一次感受到偏头痛有所缓解。这对她而言绝对是史无前例的。经过更长时间的治疗后，她甚至摆脱了偏头痛。这一病例再次说明，疼痛可能与筋膜有关，并且是可以治愈的。

患者在进行体测和感测时需多加留意，找到不适的头部区域。实际治疗需要按照"四部曲"的顺序进行。

头部治疗"四部曲"

1. 治疗前的体测和感测
2. 基础练习
3. 特别练习
4. 治疗后的体测和感测

8.1 颞下颌关节

颞下颌关节疼痛（图 8.1）的主要原因是发生了颞下颌关节炎。因为颞下颌关节与脊柱、头部肌肉和头骨都有联系，所以这些部位出现问题也可能导致颞下颌关节疼痛。此外，心理因素也会导致颞下颌关节疼痛。

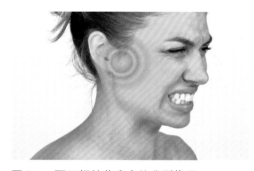

图 8.1　颞下颌关节疼痛的典型位置

8.1.1 颞下颌关节治疗实践

针对颞下颌关节的治疗可以直接用双手施压，它的原理和滚压练习的一样，是通过持续施加较大的压力进行治疗。练习时可做开合嘴的动作，以提高练习强度。实际治疗需要按照"四部曲"的顺序进行。

颞下颌关节治疗"四部曲"

1. 治疗前的体测和感测
2. 基础练习
3. 特别练习
4. 治疗后的体测和感测

步骤 1：治疗前的体测和感测

　　患者进行体测，完成图 8.2 ~ 8.4 所示的动作。最好在镜子前做动作，以便及时发现动作做不到位的情况。

　　患者要在进行体测的同时进行感测，留意身体的感受。

> 做动作时是否出现疼痛？疼痛是在动作开始时出现，还是在动作结束时出现？

> 哪里感到疼痛？指出疼痛的位置。

> 下颌是否出现一个或多个方向上的活动受限问题？

> 张嘴时，下颌是否向左或向右偏移？

> 做动作时，下颌是否发出咔咔声？

> 闭上双眼，注意力集中于颞下颌关节、面颊和太阳穴，感受下颌是否紧张，是否有"咬牙"的感觉。

> 留意治疗前体测的感受，以便与治疗后体测的感受进行对比。

进行体测时需要完成的动作

图 8.2　最大程度地开合嘴、用最大力度咬牙

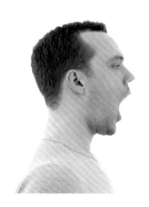
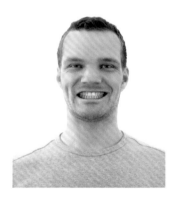

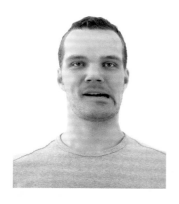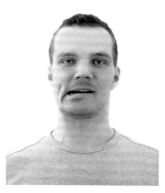

图 8.3　将下颌分别向左和向右移动

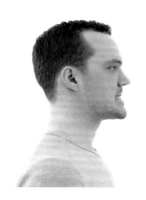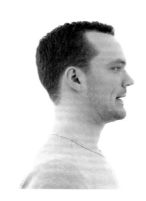

图 8.4　将下颌分别向前和向后移动

步骤 2：基础练习

见图 8.5 ～ 8.9。

步骤 3：特别练习

见第 152 ～ 153 页。

步骤 4：治疗后的体测和感测

患者重新完成图 8.2 ～ 8.4 所示的动作，进行体测和感测。

› 做动作时是否还会出现疼痛？疼痛是否有变化？

› 哪里感到疼痛？重新指出疼痛的位置。

› 是否仍出现下颌活动受限问题？

基础练习

颅底放松练习的目的是锻炼头后小直肌。有研究表明，头痛和头晕可能与头后小直肌损伤有关。

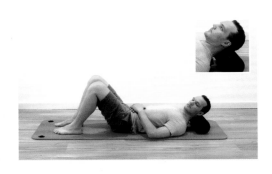

图 8.5 颅底放松练习。仰卧在垫子上，将泡沫轴置于后脑勺靠下的位置（小图）。保持均匀的呼吸，放松身体，向两侧转头，分别扭转 10 次。可在扭转的一侧做头部小幅绕圈动作

命中靶心的疗法可有效治疗引发头痛的颈部肌肉痉挛，促进头部静脉血和淋巴回流，从而缓解头部不适。"靶心"的疼痛常常会发散至头部、整个颈肩部或手臂。在按压的过程中，如果感到手臂发痒或麻木，应变换按压部位，以避免臂丛神经受刺激过度造成不良影响。

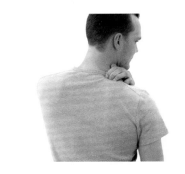

图 8.6 找到"靶心"。为了准确找出在日常生活中容易出现疼痛的部位，要施加足够的压力

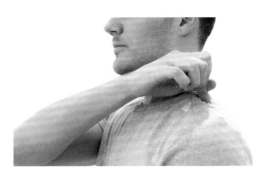

图 8.7 用命中靶心的疗法治疗颈肩痛的练习 I。向小面积区域施加较大的压力是非常必要的，而这只能借助治疗工具实现。将治疗工具对准"靶心"，施加尽可能大的压力。一段时间后，会感受到疼痛缓解。可通过增大压力或改变施压角度，进一步刺激"靶心"。按压 1 ~ 2 分钟为宜

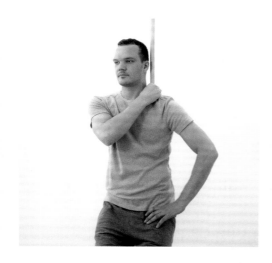

图 8.8　用命中靶心的疗法治疗颈肩痛的练习Ⅱ。这一练习看起来比较简单，但效果非常好，患者无须花费巨大力气就可准确并持续地施加较大的压力。直立站好，将扫帚把的一头对准"靶心"，另一头抵住天花板。一段时间后，会感受到疼痛缓解。可继续将扫帚把向上顶，施加更大的压力。也可仰卧在垫子上，屈曲双腿，将扫帚把一头对准"靶心"，另一头抵住墙（注意保持扫帚把水平）。双脚发力将扫帚把向墙一侧推，准确地向"靶心"施加压力。一段时间后，可感受到疼痛缓解。可通过增大压力或改变施压角度，进一步刺激"靶心"。按压1 ~ 2 分钟为宜

研究表明，颈椎与头痛、下颌不适和耳鸣存在紧密关联。头痛极有可能是由颈部问题引起的。因此，患者应该始终认真进行颈部减压练习。

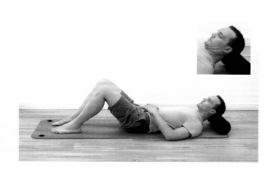

图 8.9　颈部减压练习。仰卧在垫子上，将泡沫轴置于后脑勺处，颈部不接触泡沫轴。用头部向泡沫轴施加少许压力（施加一二成力气即可）。保持压力不变，做小幅度点头的动作（小图），将下巴缓缓贴近胸部。重复动作10 次

> 张嘴时下颌是否仍向左或向右偏离？

> 做动作时，下颌是否仍发出咔咔声？

> 闭上双眼，注意力集中于下颌、面颊和太阳穴。下颌是否仍然紧张？是否仍然有"咬牙"的感觉？

> 留意身体出现的积极变化，将其"存储"在大脑中。

治疗后可能出现的积极变化

> 下颌发出的咔咔声变小。

> 下颌偏移的程度变小。

> 疼痛有所缓解。

> 下颌的紧张感有所缓解。

> 做动作时不会出现头痛。

8.1.2 针对颞下颌关节的特别练习

特别练习

··➡ 颞下颌关节紊乱综合征

颞下颌关节紊乱综合征是头部常见的疾病之一，可能是下颌肌肉拉伤或面部受到创伤导致的，也与精神压力有关。

在进行针对颞下颌关节紊乱综合征的特别练习前，患者需依次完成治疗前的体测和感测（第 148 ~ 149 页）以及基础练习（第 150 ~ 151 页）。特别练习包括增强下颌活动能力的练习（图 8.10 ~ 8.12）和按压练习（图 8.13 和图 8.14）。

最后，患者一定要进行治疗后的体测和感测（第 148、149 和 151 页）。

在进行增强下颌活动能力的练习时，患者要在镜子前正坐或直立，以便纠正做不到位的动作。患者要在不引起疼痛的前提下活动下颌 15 次。

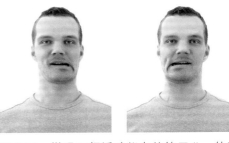

图 8.11　增强下颌活动能力的练习 Ⅱ。使下颌分别向左和向右移动

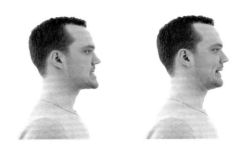

图 8.12　增强下颌活动能力的练习 Ⅲ。使下颌分别向前和向后移动

为了准确施压，患者可用手掌外侧代替泡沫轴按压太阳穴和下颌。此练习也可有效缓解太阳穴疼痛。

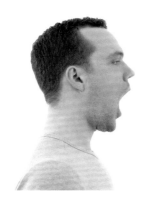

图 8.10　增强下颌活动能力的练习 Ⅰ。最大程度地开合嘴

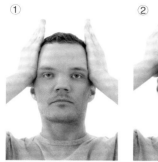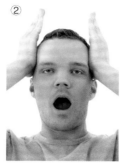

图 8.13 太阳穴按压练习。将两只手掌根部分别放在太阳穴处（①）。用手掌根部持续施加压力，同时使手掌向头顶的方向缓慢移动。在施压的同时慢慢张开嘴巴（②）。重复动作 5 ~ 6 次

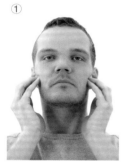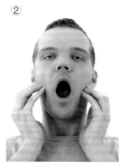

图 8.14 下颌按压练习。将食指、无名指和中指的指尖放在咀嚼肌（位于耳前，颧骨弓下方）上（①）。指尖持续施加压力，同时向下颌的方向缓慢移动。在施压的同时慢慢张开嘴巴（②）。重复动作 5 ~ 6 次

8.2 耳部

下面的练习仅针对耳鸣症状。耳鸣的形式多种多样，有各种不同的原因。耳鸣会严重干扰患者的生活。针对耳鸣的治疗方法非常多样化，但通常疗效有限。

8.2.1 耳部治疗实践

此处介绍的方法包含针对耳朵、下颌和颈部的练习，可以有效消除耳鸣。实际治疗需要按照"四部曲"的顺序进行。

耳部治疗"四部曲"

1. 治疗前的体测和感测
2. 基础练习
3. 特别练习
4. 治疗后的体测和感测

步骤 1：治疗前的体测和感测

颈部和颞下颌关节活动受限常伴随耳鸣的出现，因此感测尤为重要。当患者确认了会加重耳鸣的动作或姿势后，应进行相应的治疗。

患者进行体测，完成图 8.15 ~ 8.20 所示的动作。最好在镜子前做动作，以便及时发现动作做不到位的情况。

患者要在进行体测的同时进行感测，留意身体的感受。

› 做动作时留意耳鸣的出现或变化。

› 做哪些动作时出现疼痛？指出疼痛的位置。

› 记住治疗前体测的感受，以便与治疗后体测的感受进行对比。

进行体测时需要完成的动作

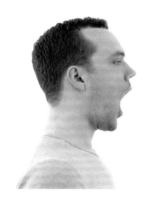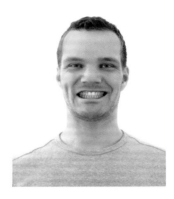

图 8.15 最大程度地开合嘴、用最大力度咬牙

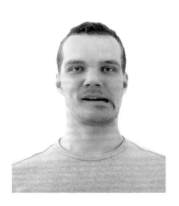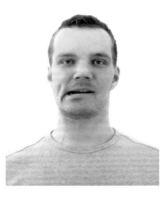

图 8.16 使下颌分别向左和向右移动

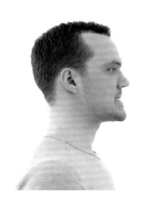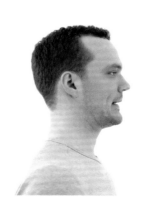

图 8.17 使下颌分别向前和向后移动

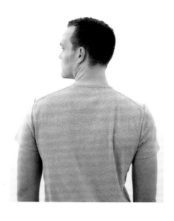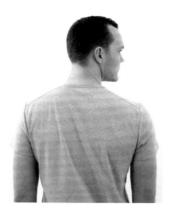

图 8.18　分别向左和向右转头，看自己的肩膀。最大程度地将头向左右两侧扭转，注意保持身体不动

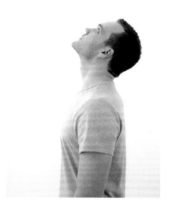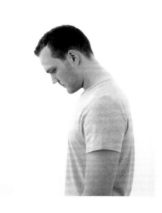

图 8.19　最大程度地抬头、最大程度地使下巴向胸口靠拢

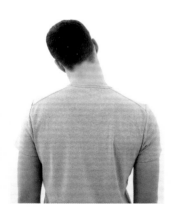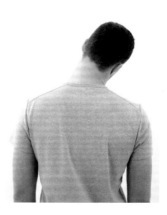

图 8.20　使左耳贴近左肩，使右耳贴近右肩。注意不要耸肩

步骤 2：基础练习

见图 8.5 ～ 8.9。

步骤 3：特别练习

见第 156 ～ 157 页。

步骤 4：治疗后的体测和感测

患者重新完成图 8.15 ～ 8.20 所示的动作，进行体测和感测。

› 耳鸣是否有变化？

› 能否更轻松地张开嘴？

› 留意身体出现的积极变化，将其"存储"在大脑中。

提示

尽管患者在感测时需要将注意力集中于是否出现耳鸣以及耳鸣是否变化上，但在日常生活中，患者应尽量分散注意力，避免让耳鸣影响自己的生活。有一些疗法借助于白噪或音乐覆盖耳鸣声，使患者感受不到耳鸣，从而达到治疗效果。

治疗后可能出现的积极变化

› 耳鸣声有所减弱。

8.2.2 针对耳部的特别练习

特别练习
⇢ 耳鸣

这里介绍的特别练习可拉伸耳道筋膜，在开合嘴时拉伸下颌肌肉，促进关节活动。通过练习，耳鸣的潜在诱因将得以消除。在进行特别练习前，患者需依次完成治疗前的体测和感测（第153 ～ 155 页）以及基础练习（第150 ～ 151 页）。特别练习包括牵拉耳朵时活动下颌的练习（图 8.21）和按压练习（图 8.22 和图 8.23）。

最后，患者一定要进行治疗后的体测和感测（第154 ～ 156 页）。

为了准确施压，患者可用手掌根部代替泡沫轴按压太阳穴和下颌。此练习也可有效治疗太阳穴疼痛。

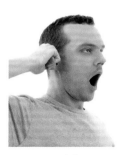

图 8.21　牵拉耳朵时活动下颌的练习。在水平方向上向外轻拉耳朵，同时缓慢地张嘴。重复动作 10 次，然后稍稍改变牵拉方向和下颌活动的方向。经过一段时间的练习后，可找到最利于治疗的牵拉力度和方向

①
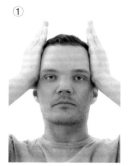
②
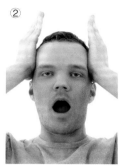
①
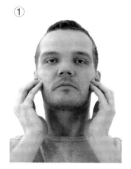
②
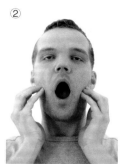

图 8.22　太阳穴按压练习。将两只手掌根部分别放在太阳穴处（①）。用手掌根部持续施加压力，同时使手掌向头顶的方向缓慢移动。在施压的同时慢慢张开嘴巴（②）。重复动作 5 ～ 6 次

图 8.23　下颌按压练习。将食指、无名指和中指的指尖放在咀嚼肌（位于耳前颧骨弓下方）上（①）。指尖持续施加压力，同时向下颌方向缓慢移动。在施压的同时慢慢张开嘴巴（②）。重复动作 5 ～ 6 次

第9章 腹部

内脏的功能决定着身体机能。强健的横膈有助于充分呼吸。在呼吸时，人体的内脏可以被轻柔地"按摩"，从而促进它们的运转。

提示

患者若出现急性腹痛或反复出现消化问题，要首先寻求医生的帮助！

针对腹部的练习较少，练习更强调患者的自我感受。实际治疗需要按照"三部曲"的顺序进行。

腹部治疗"三部曲"

1. 治疗前的体测和感测
2. 针对腹部的练习
3. 治疗后的体测和感测

步骤1：治疗前的体测和感测

> 坐正，感受疼痛、腹胀或压力感出现的位置。

> 身体向前后左右活动时，腹部的不适感是否有所改变？

> 将一只手放在不适部位，逐渐增加手向下方施加的压力，感受受力位置的疼痛程度。

> 留意治疗前体测的感受，以便与治疗后体测的感受进行对比。

步骤2：针对腹部的练习

下面介绍腹式呼吸练习（图9.1）。练习时患者要留意消化道是否发出声音、压力感是否有所变化和疼痛是否出现。

①
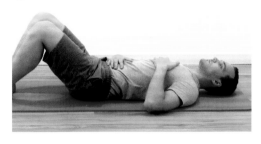

②
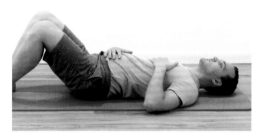

图9.1 腹式呼吸练习。仰卧在垫子上，屈曲双腿，将一只手放在腹部，另一只放在胸部（①）。缓慢地呼吸，感受腹部和胸部的活动。吸气时腹部隆起；呼气时腹部收缩（②）。注意不要过度扩张胸腔

步骤 3：治疗后的体测和感测

> 坐正，将一只手放在敏感部位，逐渐增加手向下方施加的压力，受力位置的疼痛是否有变化？

> 身体是否更灵活？

> 能否更顺畅地呼吸？

> 消化问题和腹部不适是否有所缓解？

> 留意身体出现的积极变化，将其"存储"在大脑中。

治疗后可能出现的积极变化

> 疼痛有所缓解。

> 消化问题等有所减轻。

> 能更自由地活动和更顺畅地呼吸。

> 做动作时不会出现疼痛。

第 10 章　提高运动效能和预防运动损伤的练习

对筋膜的研究不仅带来了新的治疗方法，也引发了人们对体育运动的重新思考。致密的结缔组织网络有利于提高运动效能和保持健康。韧带、肌腱等可以传递能量，通过筋膜练习可以有效预防运动损伤。

然而，现在人们对筋膜的研究还不够深入，关于筋膜练习的强度、次数、休息时间等，至今尚无准确数据。

10.1 手臂

投掷练习（图 10.1 和图 10.2）涉及全身各个部位。练习者也可重点锻炼手臂或躯干。练习时可从 20 ~ 30 次开始，逐渐增加次数。还可用更重的球进行练习，以提高练习强度。

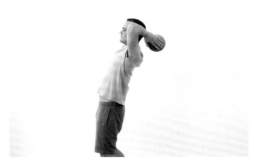

图 10.2　投掷练习 II。站在地上，用双手持球，然后将球抽出。摆臂时，向后倾上半身，但不要将腰椎猛地向前突

"我们都有格斗的基因。"

—— 达纳 · 怀特（Dana White）终极格斗冠军赛（UFC）主席

人类进化的成果不仅包括直立行走、奔跑和投掷。根据最新研究，将手作为武器似乎也是人类进化的一个重要成果。在筋膜训练中，患者可进行娱乐式的拳击练习（图 10.3）。挥拳和收拳的动作可拉伸手臂线。练习者在每次挥拳后要迅速收拳，动作要迅速准确。

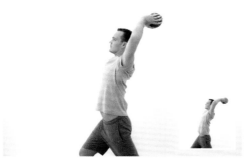

图 10.1　投掷练习 I。将一只脚向前跨一步，用双手持球，然后将球投出。摆臂时，向后倾上半身。重要的是借助筋膜的韧性和弹性做投掷动作。上半身向后倾的程度越大，练习效果越好（小图）

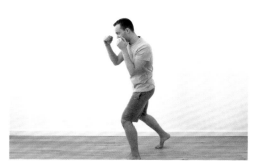

图 10.3　拳击练习。将左脚向左前方迈一小步，放松全身，使双腿屈曲、双手握拳举于眼前，此为起始姿势。右手做出拳动作，全身各个部位都要参与运动。每次出拳后，要迅速收拳恢复至起始姿势。练习 1 ~ 2 分钟后，换另一侧重复动作

10.2 脊柱

　　练习划艇、拳击、体操等的运动员的良好表现都有赖于健康的背部筋膜，而背部问题也是困扰大部分运动员的问题。为了取得好成绩，运动员在训练时往往非常重视背部筋膜的拉伸。接下来介绍的俯身登山练习（图 10.4）、波比跳（图 10.5）、抬臀踢腿练习（图 10.6）和蜘蛛侠俯卧撑（图 10.7）都有助于运动员拉伸背部筋膜、增强躯干稳定性和背部活动能力。

　　俯身登山练习强度适中，有利于改善心肺功能。

①

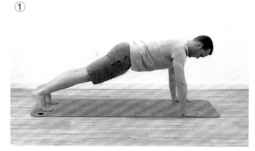

②

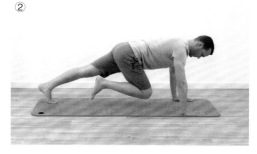

图 10.4　俯身登山练习。用四肢撑地，做出俯卧撑的准备姿势（①）。交替提膝，向胸腔牵拉膝盖（②）。练习过程中注意保持身体平衡。先缓慢练习 1 分钟，适应后可加快交替提膝的速度

波比跳是一项高强度练习，练习时腰部筋膜可得到充分拉伸，肌肉会处于极度紧张的状态。

①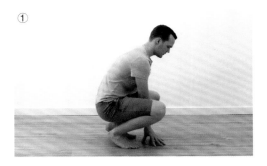

②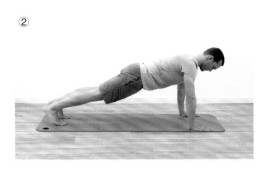

③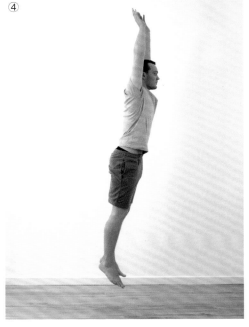

④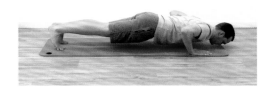

图 10.5　波比跳。从站立状态开始，将双脚分开与肩同宽。屈膝向下蹲，同时向下伸直双臂，使双臂位于两腿之间、双手触及地面（①），此为起始姿势。用双手撑地，向后踢双脚，做出俯卧撑的准备姿势（②）。做一个俯卧撑（③）。向前跳，恢复起始姿势，然后做伸展式跳跃（④）。落地尽可能地轻，再恢复起始姿势。此练习强度较高，非常适合用来锻炼耐力。要尽可能多地重复练习。练习 30 ~ 60 秒后可短暂休息，再进行 2 组相同时长的练习

抬臀踢腿练习可交替拉伸前表线和后
表线。

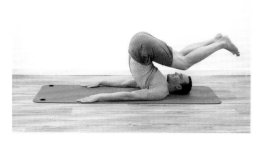

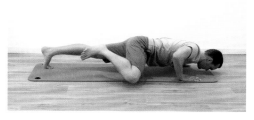

图 10.7　蜘蛛侠俯卧撑。做一个俯卧撑，身
体下降时，屈曲并抬起一条腿。然后，手臂发
力撑起身体。做下一个俯卧撑时换另一条腿

我的临床经历

　　我的几个运动员患者仅通过正确的俯
卧撑练习就摆脱了背痛。尽管俯卧撑是最
简单、最常见的健身动作之一，但是它有
很好的效果，在练习过程中可以强化几乎
所有上肢肌肉，对身体的其他部位也可以
起到很好的锻炼作用。

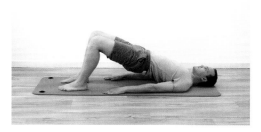

图 10.6　抬臀踢腿练习。仰卧在垫子上，抬
起双腿并向头的方向伸，脚的位置要超过头顶
（①）。将双腿往回摆，使双脚踩在垫子上，抬
臀，至上半身与大腿成一条直线，做臀桥动作
（②）。练习 15 ~ 20 次

　　蜘蛛侠俯卧撑和抬臀踢腿练习不仅可
以锻炼身体中段的耐力，还可以增强背部
筋膜的韧性和弹性。

　　练习者应在做完 10 个正常的俯卧撑后
再做蜘蛛侠俯卧撑，练习过程中注意不要
塌腰。

10.3 下肢

　　练习者可在跑步训练中利用"跑 - 走 -
跑"训练法定时休息，来为腿部筋膜补水。
在跑步过程中休息可以使筋膜重新吸收水
分，保障筋膜的自由滑动（第 59 页）。

　　弹性练习非常适合用来增强腿部筋
膜的韧性和弹性。此练习形式多样（图
10.8），对场地没有严格要求。

　　在摆腿练习（图 10.9）中，练习者通
过向前和向后摆腿来拉伸腿部筋膜。练习
的要领与其他弹性练习相同。

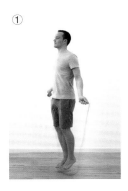
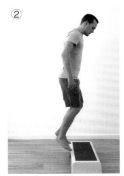
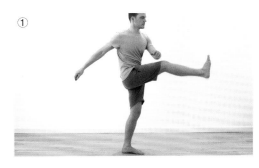

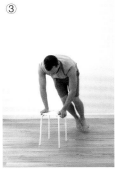

图 10.8 形式多样的弹性练习：跳绳（①）、借助台阶的弹性练习（②）和借助凳子的弹性练习（③）。可根据自身情况对练习稍加调整。练习时尽量坚持较长时间，当明显感到疲劳时（如腓肠肌开始痉挛时）再停止练习

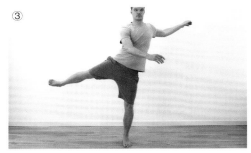

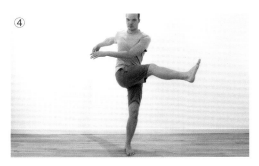

图 10.9 摆腿练习。站稳，将右腿最大程度地向前摆，直至产生明显拉伸感（①）。接着，立即将腿向后摆（②）。之后换另一侧重复动作。可同时活动上半身，还可做不同的变式，如向侧面摆腿（③）、摆腿的同时向反方向拉伸上半身（④）。每个方向练习1～2分钟

第 11 章　结语

11.1 身体的积极变化和积极的心理状态

筋膜练习是治疗疼痛的重要工具。练习一段时间后，患者能感受到身体的积极变化，做动作时，身体重新变得灵活和放松。患者还能感觉到身体各个部分的联系更紧密。这也会对患者的情绪和抗压能力产生积极影响。

反过来讲，积极的心理状态也能增强练习的效果。一个人对危机、疾病等不良刺激的抵抗能力被称作心理弹性。它是积极心理学的一个重要概念，与健康息息相关。经典心理学强调干扰和（负面）冲突，而积极心理学强调幸福、满意、乐观、信任等积极情绪。

"细数你的幸福"（Counting your blessings）是对抗负面情绪的一项简单而有效的练习，患者可以在每日的治疗后加入这个心理调节练习。具体做法是用 3 分钟的时间回忆或写下当天出现的积极的事物。它们可能非常简单：好喝的咖啡、清新的空气、孩子的手工作业等。此练习旨在让患者将注意力集中于积极的事物上，产生更多积极的情绪，从而取得更好的治疗效果。

11.2 用于维持疗效的特别练习

下面的练习有助于患者维持治疗效果。此外，没有相关问题的练习者也可通过这些练习增强身体活动能力，保持身心健康。根据不同的情况，可练习 5 ～ 10 分钟。

特别练习
↝ 矫正体态

1. 胸椎滚压练习 II（第 113 页）
2. 腰椎滚压练习（第 98 页）
3. 负重扩胸练习（第 126 页）
4. 前表线进阶拉伸练习（第 78 页）

特别练习

⇢ 上肢不适

1. 胸椎活滚压练习 II（第 113 页）

2. 胸部后外侧背阔肌滚压练习（第 123 页）

3. 前臂滚压练习 I（第 135 页）

4. 手掌根部滚压练习、手掌横向滚压练习、

手掌纵向滚压练习和手掌点状滚压练习（第 140 ~ 141 页）

5. 手扶墙式弹性练习（第 126 页）

特别练习

⇢ 下肢不适

1. 腰椎滚压练习（第 98 页）

2. 大腿前侧滚压练习、大腿后侧滚压练习和大腿外侧滚压练习（第 62 ~ 63 页）

3. 足底横向滚压练习、足底纵向滚压练习

和足底点状滚压练习（第 40 ~ 41 页）

4. 弹跳练习（第 45 页）

5. 前表线拉伸练习（第 78 页）

6. 变化拉伸练习 I（第 80 页）

特别练习

⇢ 颈椎不适

1. 用命中靶心的疗法治疗颈肩痛的练习 I 和 II（第 103~104 页）

2. 颈部弹性练习（第 105 页）

3. 颅底放松练习（第 87 页）

4. 手臂线拉伸练习（第 130 页）

特别练习

⇢ 脊柱不适

1. 腓肠肌滚压练习、大腿后侧滚压练习、腰椎滚压练习、第四胸椎至颈椎下端滚压练习 I 和颅底放松练习（第 85 ~ 87 页）

2. 进阶弹性练习和"砍柴"练习（第 89 页）

3. 前表线拉伸练习、站姿"半月"练习和变化拉伸练习 II（第 78~80 页）

术语表
（按术语音序排列）

本体感觉：肌肉、肌腱、关节等处的感受器产生的信号传向大脑和小脑所产生的感觉。

髌腱：连接膝盖骨（髌骨）和胫骨的强韧肌腱。

成纤维细胞：筋膜的主要细胞成分，可以合成和分泌胶原蛋白、弹性蛋白以及酶。

触发点：筋膜和肌肉中会挤压其他组织的结节，可导致身体活动受限并引发疼痛。

大转子：股骨颈与股骨体连接处的隆起部分。

骶骨：腰椎下方的三角形骨，由 5 块骶椎组成，通过骶髂关节与髂骨连结。

骶髂关节：脊柱和下肢之间的间接连接点，由骶骨的耳状面和两块髂骨的耳状面构成。

耳鸣：在无外界声源刺激的情况下，耳中产生嘶嘶声等持续性异常鸣响的症状。耳鸣的诱因复杂，会对患者的正常生活造成极大影响。

反向动作：为了提高动作的效果做出的与实际动作方向相反的动作，有助于提高筋膜在运动中的参与程度。

高弓足：足纵弓增高的一种足部畸形。

膈肌：将胸腔与腹腔分开的拱顶形肌板，膈肌是最主要的吸气肌。

跟骨下骨刺：足跟骨上的骨质增生，导致患者在站立或行走时产生剧烈疼痛。

关节炎：关节软骨及其周围结构受损引起的炎性病变，病因复杂多样且症状各异。

肌成纤维细胞：含有肌动蛋白、肌球蛋白和其他肌肉蛋白的成纤维样细胞，是具有收缩功能的筋膜成分。

肌内膜：包裹单条肌纤维的结缔组织。

肌束膜：包裹肌束的结缔组织。

肌外膜：包裹整块肌肉的结缔组织。

脊神经：从脊髓发出的周围神经，成对出现，可支配特定身体部位。

脊柱侧弯：从前面或从后面看，脊柱呈 S 形。处于生长发育期的儿童和青少年常有此问题。

肩峰下撞击综合征：肩峰与肱骨头间距减小，造成肩峰下结构受到挤压，该处的肌腱、肌肉和滑囊受到夹击而引起的病变。

肩袖：包绕在肱骨头周围的一组肌腱，包括冈上肌腱、冈下肌腱、小圆肌腱和肩胛下肌腱，对肩关节的稳定性和灵活性非常重要。

胶原蛋白：结构蛋白，是筋膜的重要组成成分，与筋膜的韧性有关。

筋膜异常模型（FDM）：描述身体损伤的 6 种模型，有助于医生或治疗师据此调整已有治疗方案或提出新的治疗方案。

阔筋膜：大腿的深筋膜。向上连接腹股沟韧带，向外附着于髂嵴，向内附着于耻骨和坐骨，向后附着于尾骨和骶骨，与臀筋膜相续。

踇外翻：踇趾向足外侧缘方向倾斜，导致第一跖骨的关节处明显突出。

跑 - 走 - 跑训练法：由"跑步教父"杰夫·盖洛威推广的跑步训练方法，在跑步过程中，每隔一段时间步行数分钟，可有效防止腿部肌肉疲劳，缓解疼痛。

屈肌：使关节做屈曲运动的肌肉。

神经递质：突触传递中担当"信使"刺激的生化物质，如乙酰胆碱、血清素、多巴胺等。

收肌：使关节做内收运动的肌肉。位于大腿内侧的收肌可控制股骨绕骨盆的运动。

弹性蛋白：筋膜的主要成分，赋予筋膜弹性。

细胞外基质：筋膜的组成成分，细胞生存的外环境，由基质和各种纤维组成。能够填充细胞间隙，为细胞提供营养。

胸腰筋膜：位于腰背部的筋膜，有深浅2层。

腰椎过度前凸：脊柱的腰椎段过度向前凸。

腰椎间盘突出症：由于损伤、退变等问题，腰椎间盘向后突出，压迫脊髓、神经根等，导致腰背部产生放射性疼痛、感觉障碍，严重的情况可能导致瘫痪。

预拉伸：练习时轻微拉伸待治疗部位，以提高练习强度。如在大腿后侧滚压练习中，患者可伸直双腿，以提高练习强度。

中枢神经系统：由脑和脊髓组成的系统。中枢神经系统控制基本的生命活动，如新陈代谢、信息处理和身体运动。

椎管狭窄症：椎管变窄压迫神经根，导致手臂和手指麻木、疼痛或无力。

参考文献

Bai Y, Wang J, Wu JP, Dai, et al. (2011). Review of evidence suggesting that the fascia network could be the anatomical basis for acupoints and meridians in the human body. Evis Based Complement Alternat Med: Article ID 260510, doi:10.1155/2011/260510.

Bai Y, Yuan L, Soh KS, et al. (2010). Possible applications for fascial anatomy and fasciaology in Traditional Chinese Medicine. J Acupunct Meridian Stud 3 (2): 125–132.

Bolier L, Haverman M, Westerhof GJ, et al. (2013). Positive psychology interventions: a meta-analysis of randomized controlled studies. BMC Public Health 13: 119, doi:10.1186/1471-2458-13-119

European Fascial Distortion Model Association (Hrsg.) (2014). Das Fasziendistorsionsmodell (FDM) nach Stephen Typaldos D. O.: Die Typaldos-Methode, Wien: EFDMA.

Fouré A, Nordez A, Cornu C (2012). Effects of plyometric training on passive stiffness of gastrocnemii muscles and Achilles tendon. Eur J Appl Physiol 112 (8): 2849–2857.

Halperin I, Aboodarda SJ, Button DC, et al. (2014). Roller massager improves range of motion of plantar flexor muscles without subsequent decreases in force parameters. Int J Sports Phys Ther 9 (1): 92–102.

Hoheisel U, Taguchi T, Treede RD, et al. (2011). Nociceptive input from the rat thoracolumbar fascia to lumbar dorsal horn neurones. Eur J Pain 15 (8): 810–815.

Jay K, Sundstrup E, Søndergaard SD, et al. (2014). Specific and cross over effects of massage for muscle soreness: randomized controlled trial. Int J Sports Phys Ther 9 (1): 82–91.

Kato F, Yukawa Y, Suda K, et al. (2012). Normal morphology, age-related changes and abnormal findings of the cervical spine. Part II: Magnetic resonance imaging of over 1,200 asymptomatic subjects. Eur Spine J 21 (8): 1499–1507.

Kim JW, Han JY, Kang MH, et al. (2013). Comparison of Posterior Oblique Sling Activity during Hip Extension in the Prone Position on the Floor and on a Round Foam Roll. J Phys Ther Sci 25 (8): 977–979.

Kim SJ, Kwon OY, Yi CH, et al. (2011). Comparison of abdominal muscle activity during a single-legged hold in the hook-lying position on the floor and on a round foam roll. J Athl Train 46 (4): 403–408.

Langevin HM, Fox JR, Koptiuch C, et al. (2011). Reduced thoracolumbar fascia shear strain in human chronic low back pain. BMC Musculoskeletal Disord 12: 203.

Lee TH, Kim SJ, Lim SM (2013). Prevalence of disc degeneration in asymptomatic Korean subjects. Part 2: cervical spine. J Korean Neurosurg Soc 53 (2): 89–95.

MacDonald GZ, Penney MD, Mullaley ME, et al. (2013). An acute bout of self-myofascial release increases range of motion without a subsequent decrease in muscle activation or force. J Strenght Cond Res 27 (3): 812–821.

Markovic, G (2007). Does plyometric training improve vertical jump height? A meta-analytical review. Br J Sports Med 41 (6): 349–355; discussion 355.

Matsumoto M, Fujimura Y, Suzuki N, et al. (1998). MRI of cervical intervertebral discs in asymptomatic subjects. J Bone Joint Surg Br 80 (1): 19–24.

Michalak J, Mischnat J, Teismann T (2014a). Sitting Posture Makes a Difference-Embodiment Effects on Depressive Memory Bias. Clin Psychol Psychother 21 (6): 519–524.

Michalak J, Rohde K, Troje NF (2014b). How we walk affects what we remember: Gait modifications through biofeedback change negative affective memory bias. J Behav Ther Exp Psychiatry 46: 121–125.

Mohr AR, Long BC, Goad C. (2014). Foam Rolling and Static Stretching on Passive Hip Flexion Range of Motion. J Sport Rehabil 23 (4): 296–299.

Mongrain M, Anselmo-Matthews T (2012). Do positive psychology exercises work? A replication of Seligman et al. (2005). J Clin Psychol 68 (4): 382–289.

Morgan MH, Carrier DR (2013). Protective buttressing of the human fist and the evolution of hominin hands. J Exp Biol 216 (Pt 2): 236–244.

Morgan N, Irwin MR, Chung M, et al. (2014). The effects of mind-body therapies on the immune system: meta-analysis. PloS One 9 (7): e100903.

Myers TW (2010). Anatomy Trains. Myofasziale Leitbahnen (für Manual- und Bewegungstherapeuten), 2. Aufl. München: Urban & Fischer Verlag/Elsevier GmbH

Myers T, Frederick C (2012). Stretching and Fascia. In: Schleip R, Findley TW Chaitow L, et al. (Eds): Fascia: The tensional network of the human body (Vol 1, pp 433–439). Edinburgh; New York: Churchill Livingstone/Elsevier

Okamoto T, Masuhara M, Ikuta K (2014). Acute effects of self-myofascial release using a foam roller on arterial function. J Strength Cond Res 28 (1): 69–73.

Perez-Gomez J, Calbet JA (2013). Training methods to improve vertical jump performance. J Sports Med Phys Fitness 53 (4): 339–357.

Roach NT, Venkadesan M, Rainbow MJ, et al. (2013). Elastic energy storage in the shoulder and the evolution of high-speed throwing in Homo. Nature 498 (7455): 483–486.

Schleip R, Klingler W, Lehmann-Horn F (2005). Active fascial contractility: Fascia may be able to contract in a smooth muscle-like manner and thereby influence musculoskeletal dynamics. Med Hypotheses 65 (2): 273–277.

Schleip R, Müller DG (2013). Training principles for fascial connective tissues: scientific foundation and suggested practical applications. J Bodyw Mov Ther 17 (1): 103–115.

Seligman ME, Steen TA, Park N, et al. (2005). Positive psychology progress: empirical validation of interventions. Am Psychol 60 (5): 410–421.

Sullivan KM, Silvey DBJ, Button DC, et al. (2013). Roller-massager application to the hamstrings increases sit-and-reach range of motion within five to ten seconds without performance impairments. Int J Sports Phys Ther 8 (3): 228–236.

Tesarz J, Hoheisel U, Wiedenhöfer B, et al. (2011). Sensory innervation of the thoracolumbar fascia in rats and humans. Neuroscience 194: 302–308.

Yahia LH, Pigeon P, DesRosiers EA (1993). Viscoelastic properties of the human lumbodorsal fascia. J Biomed Eng 15 (5): 425–429.

Zheng L, Huang Y, Song W, et al. (2012). Fluid shear stress regulates metalloproteinase-1 and 2 in human periodontal ligament cells: involvement of extracellular signal-regulated kinase (ERK) and P38 signaling pathways. J Biomech 45 (14): 2368–2375.